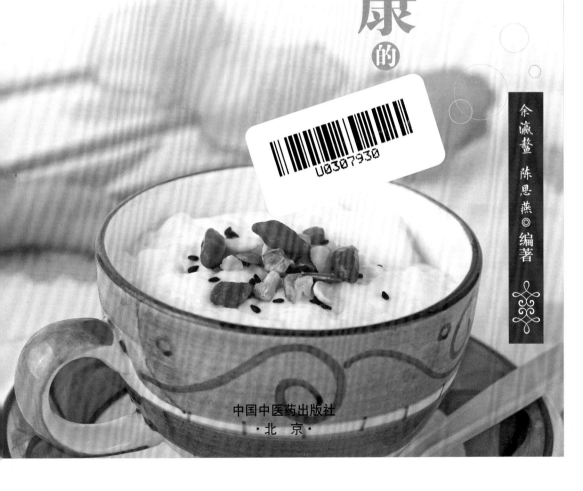

一家人的小食方丛书

让全家人五脏调和常保健康的饮食养护书

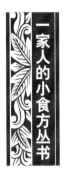

余瀛鳌 陈恩燕◎编著

中国中医药出版社
·北京·

前言

中医药博大精深，源远流长，是中华民族无数先贤的智慧结晶，其中不仅包括治病救人之术，还蕴含修身养性之道，以及丰富的哲学思想和崇高的人文精神，在悠久的岁月里，默默守护着华夏一族的健康，为中华文明的繁荣昌盛立下了汗马功劳。

到了现代社会，科技发达，物质丰富，人类寿命普遍延长，但很多新型疾病也随之出现，给人们带来了巨大痛苦。虽然医疗技术不断创新，但疾病同样"与时俱进"，在现代医疗技术与疾病的长期"拉锯赛"中，越来越多的有识之士开始认识到——古老的中医药并没有过时，而且，在很多疑难杂症、慢性疾病的防治方面，有着不可替代的优势。

正因如此，一股学中医用中医的热潮正在世界范围内悄然兴起，很多外国朋友开始尝试用中医治病，其中不乏一些知名人士。例如在2016年里约奥运会上获得游泳金牌的天才选手菲尔普斯，就曾顶着一身拔罐后留下的痕迹参赛，着实为中医免费代言了一把。在国内，中医药的简、便、廉、验，毒副作用小，也收获了大量忠实爱好者，他们极其渴望获得大量的中医药科普知识，但是，中医药知识深奥难懂，传承普及都不容易，这一现象也造成了此领域鱼龙混杂，给广大人民群众带来了一些伤害。

鉴于此，国家中医药管理局成立了"国家中医药管理局中医药文化建设与科学普及专家委员会"，其办公室设在中国中医药出版社。其成立目的就是整合中医药科普专家力量，深度挖掘中医药文化资源，创作一系列科学、权威、准确又贴近生活的中医药科普作品，满足人民群众日益增长的中医药文化科普需求。

在委员会的指导下，我们出版了《一家人的小药方》系列丛书，市场反响热烈。如今，我们再度集结力量，出版《一家人的小食方》系列丛书。两套丛书异曲同工，遥相呼应，旨在将优秀的中医药文化传播给大众。书中选择的大都是一些简单有效、药食两用的食疗小方，很适合普通人在家自己制作；这些药膳小方有些来源于中医古籍，有些来源于民间传承，都经过了长时间的检验，安全可靠。在筛选这些药膳方子时，我们也针对现代人的体质特点和生存环境，尽量选取最能解决人们常见健康问题的方子，并且按照不同特点，分别编成8本书，以适合不同需求的人群。

为了更加直观地向人们展示这些药膳，我们摄制了大量精美图片，辅以详细的制作方法、服用注意事项。全书图文并茂，条理分明，让人们轻轻松松就能做出各种营养丰富、防病强身的药膳，只要合理搭配，长期食用，相信对大家的身心健康、家庭和睦都有巨大的帮助。

为了确保书中所载知识的正确性，我们特别邀请中医药专家余瀛鳌教授领衔编写本套丛书。余教授为中国中医科学院资深教授，曾任医史文献研究所所长，长期从事古籍整理，民间偏方、验方的搜集整理工作，有着极其深厚的学术功底，为本丛书提供了相当权威、可靠的指导。在此，我们对余教授特别致谢。

在本丛书即将出版之际，我在此对所有为本丛书编写提供指导的专家表示深深的感谢，对为本丛书出版辛苦工作的众多人员致以真切的谢意。最后，还要感谢与本丛书有缘的每一位读者。

祝愿大家永远健康快乐！

中国中医药出版社社长、总编辑　范吉平

2017年8月8日

目录

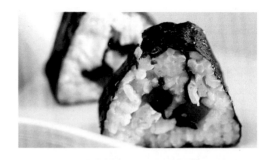

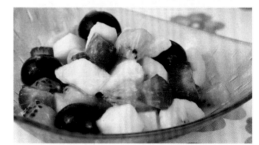

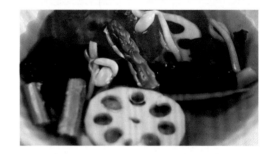

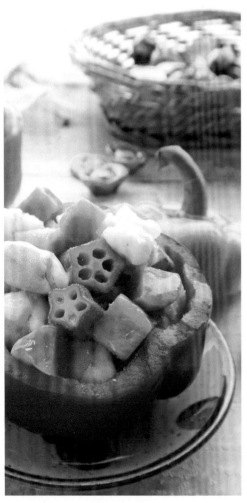

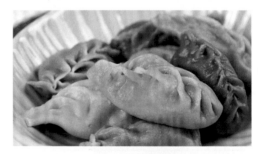

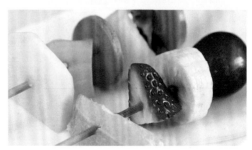

壹 五脏调和，常保健康的秘密

全家补益，五色俱全养五脏

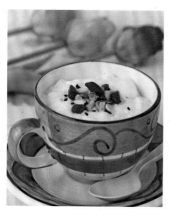
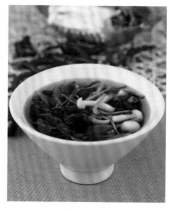
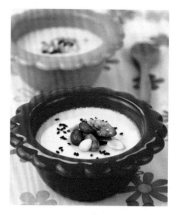

敬老爱幼，
一老一小家中宝

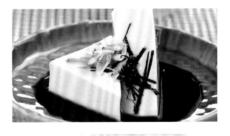

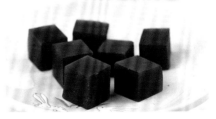

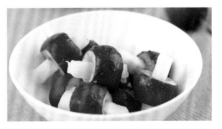

肆 饮食男女，
吃出美丽与强壮

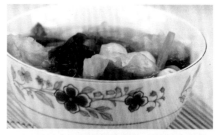

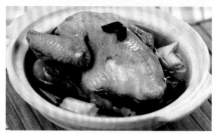

伍 四季食养，增强免疫不生病

节日欢聚，爱心美食亲情多

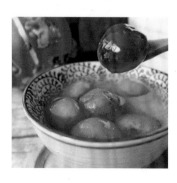
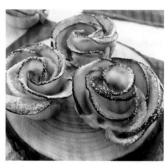
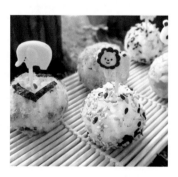

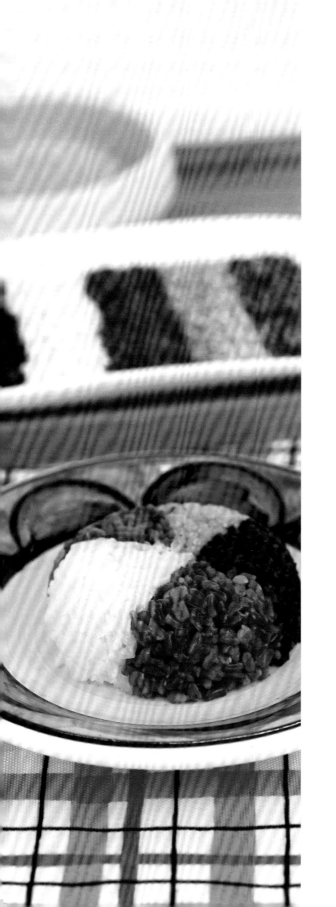

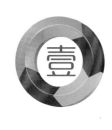

壹

五脏调和，

常保健康的秘密

五脏调和百病消

中医认为，人是以心为主宰，以心、肝、脾、肺、肾五脏为中心的一个有机整体。

五脏之间相互协调、相互作用、相互影响，有条不紊地进行着生理活动，且人体脏腑与外在体征、自然环境等都有着十分密切的关系。不论哪一脏出现虚弱状况、疾病或脏腑之间失去协调平衡关系，都会导致人体健康状况下降，各种疾病也乘虚而入。

健康在于人体的和谐、平衡。认真调养五脏，扶正气，补虚弱，清邪火，使五脏安和，人体自然健康平和，百病不生。

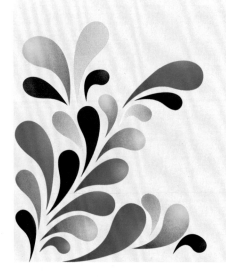

五脏与人体、自然的对应关系

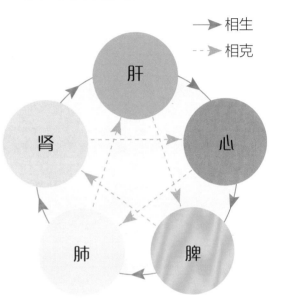

→ 相生
--→ 相克

人体的五脏对应着五行的金木水火土；对自然界（对外），它对应着不同的季节、颜色、气、味；对人体（对内），它对应着不同的人体部位及精神状态。

五脏之间与五行一样，也有互相生发以及互相克制的关系。

五　脏	肝	心	脾	肺	肾
对应五行	木	火	土	金	水
对应五气	风	暑	湿	燥	寒
对应五季	春	夏	长夏	秋	冬
对应五色	青	赤	黄	白	黑
对应五味	酸	苦	甘	辛	咸
对应五腑	胆	小肠	胃	大肠	膀胱
对应五官	目	舌	口	鼻	耳
对应五体	筋	脉	肉	皮	骨
对应五志	怒	喜	思	悲	恐

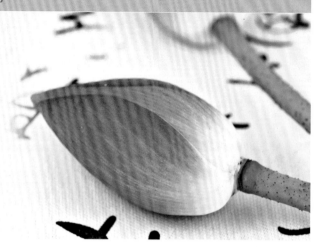

补益五脏
先养心

心为神之居、血之主、脉之宗，起着主宰生命的作用，为"君主之官"。

心为五脏之主，不仅是全身血脉的总枢纽，还掌控着人的情绪，心气旺盛、心血充盈、脉道通畅、心神平稳，人才会健康。

心功能不良者容易出现心血管疾病、血液疾病及神志异常的症状。而且，心一旦出了问题，往往会累及肝、脾、肺、肾都出现问题。因此，补益五脏需要先养心，除了可以预防血脉、神志类疾病，还可缓解病情恶化对其他脏腑功能的影响。

心主血脉

心是血液循环的动力器官，它推动血液运行，维持各脏腑组织器官的正常生理活动。心气旺盛、心血充盈、脉道畅通，血液才能在脉管内正常运行。否则，推动血液循环的力量减弱，就会心血瘀阻，出现心悸、胸闷、口唇青紫、脉搏细弱或节律不齐，甚至心区疼痛等心功能失调的症状。

心主神志

心主神志，或称"心藏神"。血液是神志活动的物质基础，心的气血充盛，心神得养，神志活动才能正常，表现为人的精神振奋，神志清晰，思考敏捷，反应迅速，能与外界环境协调统一。

一旦心有病变，即会出现精神、意识、思维活动的异常。如心的气血不足，多表现为失眠、多梦、健忘、神志不宁；血中有热，扰动心神，则表现为烦躁、谵语，甚至昏迷；若痰火扰动心神，则表现为神志昏乱、狂躁不安、哭笑无常等神志异常的行为。

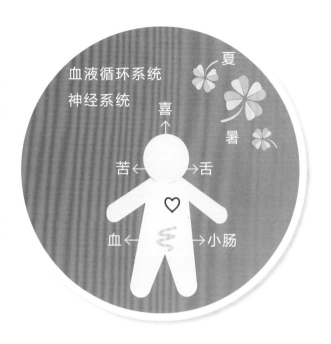

血液循环系统
神经系统

夏
暑
喜
苦 ← → 舌
血 ← → 小肠

心开窍于舌，其华在面

心开窍于舌，"舌为心之苗"。若心有病变，舌的形态、色泽就会发生变化。

心"其华在面"，心气的盛衰、血脉的盈亏变化还可通过面部的色泽反映出来。心的气血充盈，则面色红润有光泽。如果心血不足，心气虚弱，则面色苍白无华。

夏季养心最得宜

心属火，与夏气相通应。心阳虚者在夏季病情会有所缓解，但夏季也容易心火亢盛，出现上火状况。因此，夏季最重要的保健工作就是调养心血，安养心神。

养心宜静

心安则神定，"心静自然凉"，养心最重要的就是要保持一份良好的心理状态，让心情自然平和，安静恬淡，避免过激，这也是保持身心健康的最关键因素。

食疗去心火

在饮食上，宜吃苦瓜、西瓜、番茄、莲藕、芹菜、百合、甘蔗、浮小麦、莲子心、荷叶、茯苓、金银花、苦丁茶等，有助于去除心火，保护心血管。

脾胃是滋补根本

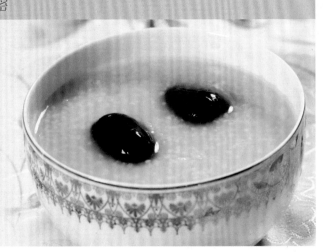

脾胃是人体的"后天之本"，气血生化之源，主管人体的消化系统。脾气充足则消化功能强，摄入的食物营养能被人体很好地吸收利用，保证人体气血充足。

调养脾胃是滋补的根本。脾胃功能不佳的话，任何补益的材料都难以消化吸收，也就无法实现其补益作用。

脾主运化

食物中的水谷精微要靠脾的运化功能，传输和布散到全身。如果脾不健运，则营养物质的消化、运输和吸收失常，会出现腹胀、腹泻、便溏或便秘、食欲不振、消化不良、消瘦、倦怠无力等症状。

脾还有运化水湿、调节人体代谢、防止痰湿内停的作用。如果脾气虚，运化水液的功能减弱，则易引发代谢异常，出现痰饮、水肿、腹水、肥胖、糖尿病等症。

脾主统血

脾气能够统摄血液，使其在脉道内正常运行而不致溢出脉外。如果脾气虚弱，统血的功能失常，就会出现便血、尿血、妇女崩漏、皮下出血等症。

脾主升

"升"包括两方面：一是升清，即脾气将水谷精微物质上输于肺，再由肺宣发散布至全身，如果脾的升清作用失常，则会导致清窍失养而出现头晕目眩等症；二是升举脏器，即脾气能维持脏器的位置相对固定，如果脾气的升托作用减弱，可导致脏器下垂，如胃下垂、子宫下垂等。

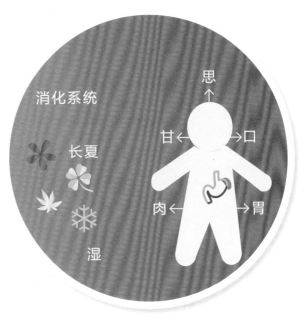

脾主肌肉、四肢

脾主肌肉、四肢。当脾气健旺时，清阳之气遍布全身，四肢灵活，肌肉丰满，强健有力。若脾气不足，脾失健运，则会出现肌肉痿软、四肢倦怠、瘦弱无力等症状。

脾开窍于口，其华在唇

脾气运化正常，气血充足，则口唇红润光泽。若脾失健运，就会出现食欲不振、口腻、口甜、口淡乏味、唇色淡白不泽或萎黄等症。

脾喜燥恶湿

脾的特点是阳气易不足，且"喜燥而恶湿"。脾气不足则运化动力不足，湿气太重则化痰、化热，影响代谢功能。所以，养脾胃的重点在于健脾气、祛脾湿。

长夏更要养脾胃

脾胃对人体太重要了，四季都应好好养护。尤其是在最为湿热的长夏（阴历六月），多吃些绿豆、赤小豆、薏苡仁、茯苓，对化解脾胃湿困非常有益。

女性
最重养肝血

肝的调和可保障全身气机畅通，气血和顺。

肝的特点是"肝气常有余，肝血常不足"。所以，养肝的重点在于舒肝解郁，平肝降火，清肝解毒，养血化瘀。

女性阴血损耗较大，容易出现血虚症状，再加上女性易情绪郁闷不畅而致肝郁，引起气滞血瘀，所以，养肝对女性尤为重要。

肝主藏血

"肝为血海"，肝有贮藏血液和调节血量的功能。血可滋养肝脏本身，还可维持肝的阴阳平衡，制约肝阳，防止肝阳上亢。如果肝血亏虚，会产生疲倦萎靡、肌肤失养、面色苍白无光、两目干涩、疲倦乏力、肢体麻木、月经量少、闭经、惊悸多梦、夜寐不安等问题；如果肝不藏血、血热妄行，则可导致各种出血症，如吐血、咳血、衄血、崩漏等。

肝主疏泄

"疏泄"指疏通、畅达、宣散、流通、排泄等综合生理功能。肝的疏泄功能正常，则气机顺畅，气血调和，经脉通利。若肝失疏泄，气机不畅，不但会引起情志、消化、气血水液运行等多方面异常表现，还会出现肝郁、肝火、肝风等多种肝的病理变化。

肝气瘀滞可见胸胁胀满、沉闷不乐、多疑善虑、面色黯青、多瘀斑、痤疮、月经不调、痛经及其他妇科病等。而肝气亢奋，可见急躁易怒、面红耳赤、头胀头痛、头晕目眩、失眠多梦、耳鸣耳聋、血压高等表现。

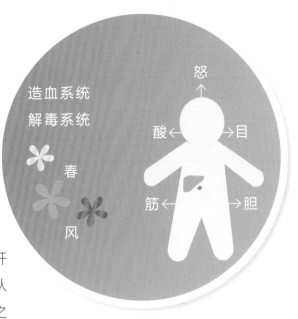

肝主筋，其华在爪

筋即筋膜（包括肌腱）。肝血充盈能使筋膜得到充分濡养，从而维持正常的运动。"爪为筋之余"，肝血足，筋强力壮，则爪甲坚韧有光泽。肝血虚，则爪甲因失养而变薄变软、色泽枯槁，严重的出现变形。

肝开窍于目

目为肝之窍。在多数情况下，"肝受血而能视"，即视力主要依赖于肝血的滋养，许多肝病表现为眼疾。如肝血不足易出现视物昏花、夜盲、白内障等问题，肝阴亏耗则双目干涩、视力减退，肝火上炎则目赤肿痛，肝阳上亢可能会头晕目眩等。

肝喜条达，恶抑郁

肝喜舒畅条达，最怕抑郁，怒则伤肝。积极向上、平和乐观的情绪是肝正常运作的前提，而长期抑郁、恼怒都会导致气机紊乱，影响血液运行，伤及肝的疏泄功能。所以说，调节情志对养肝特别重要。

春季宜养肝

肝在五行中属木，主升发。春季与肝相通应，也是疏解肝郁、养肝保肝的最佳时机。但春季风邪偏盛，容易诱发肝风及肝阳上亢，需要特别防范。

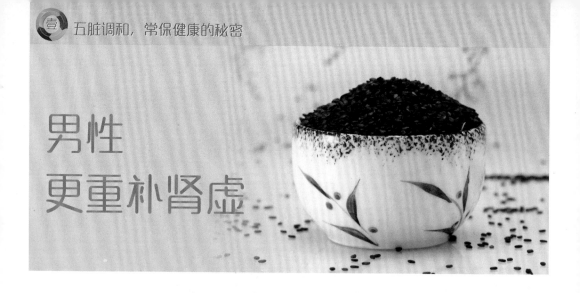

男性
更重补肾虚

肾是人体生命之源，被称为"先天之本"。

当肾气旺盛时，五脏可正常运行，人体气血旺盛，容光焕发，骨骼强壮，生殖能力强。养好肾，对少年儿童来说可以促进生长发育，对青壮年人来说可以旺盛精力、促进生育，对老年人来说可以延缓衰老，提高生活质量。

补肾对男性尤为重要，男性肾虚造成精力、体力、性功能等方面的下降，对身心都有极大影响。

肾藏精，主生长发育和生殖

肾藏精，精是构成人体的基本物质，也是人体生长、发育及进行各种生命活动的物质基础。肾中精气的盛衰，决定着人体的生长发育、生殖以及衰老、死亡的全过程。因此，青少年肾气不足会表现出体格、牙齿、智力等发育迟缓；中青年肾气不足易致神疲乏力、早衰以及阳痿、早泄、遗精、不孕不育等性功能障碍；老年人肾气衰弱则表现为生殖能力逐渐丧失、尿频、齿落发脱、耳聋眼花等各种衰老症状。

肾主骨，生髓

肾藏精，精生髓，髓养骨，脑为髓之海，齿为骨之余。因此，肾精不足会表现出骨质疏松、骨骼脆弱甚至变形、容易骨折、腰酸背痛、驼背、身高变矮、腿脚无力、记忆力减退、牙齿松动脱落等症状。

肾主水

水是生命之源，与肾的作用相似。肾具有主持和调节人体水液代谢的生理机能。肾有病变，会表现出小便异常、水肿等症状。

肾主纳气

肾有帮助肺吸气和降气的功能，所以有"肺主呼气，肾主纳气"的说法。如果肾气不足，固纳不力，可见呼吸困难、呼多吸少、动则喘息等气虚症。

肾开窍于二阴，通于耳，其华在发

肾与排尿、排便、生殖功能有关。如果肾气不足，可见小便不利、尿频、遗尿、遗精、月经不调、不孕不育、大便干结、五更泄泻等症。

肾气通于耳，其华在发，肾气亏虚则可见耳鸣、耳聋、毛发变白、干枯、脱落。

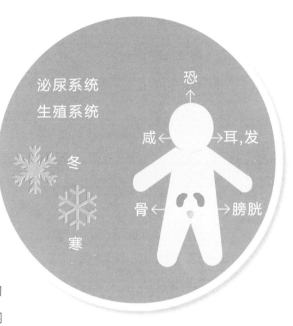

冬季宜补肾

肾属阴中之阴，其性潜藏，而冬季阴气最盛，主收藏，因此，肾与冬气相通应。冬季加强补肾，其效果也最好。尤其是比较温性的饮食滋补，如有温补肾阳作用的羊肉、韭菜、大虾、泥鳅、海参、鸽肉、鹌鹑肉、板栗、蚕蛹等，以及有固肾益精作用的莲子、芡实、核桃仁、枸杞子等食物，对肾虚精亏者来说非常有益。

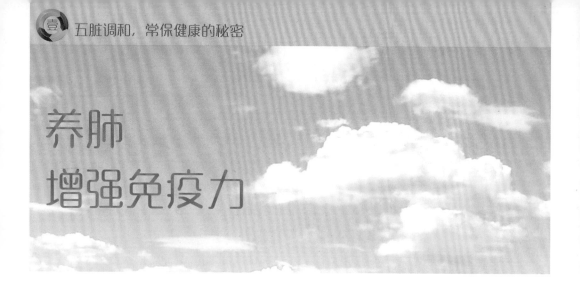

养肺
增强免疫力

肺主管人体的呼吸系统，有宣发、肃降及通调水道的功能，并对皮肤、毛发有直接影响。肺易受邪侵，不耐寒热，为"娇脏"，是人体最易被外邪侵袭的器官。肺气不足及燥邪伤肺会直接导致人体免疫力下降，出现感冒、咳嗽、痰喘、鼻炎、咽炎、皮肤病、水肿、自汗、过敏等症状。尤其对于老年人、体弱者、久病者和儿童来说，肺更为娇弱。

养肺的关键是"清肺、润燥、生津"。肺部清爽，才能让人呼吸畅快、不咳不喘、轻松愉悦，并能提高免疫力、防犯外邪侵入，就像是给人体穿上了一件看不见的防护衣。

肺主气，掌管呼吸

"肺主气"指全身的气均由肺来主持、调节和管理。一是肺主呼吸之气，人体通过呼吸，使体内之气与自然界之气不断交换，以维持人体正常的生理功能。二是肺主一身之气，"肺朝百脉"，肺通过心脉使气布散全身，以营养各组织器官，维持其正常功能。若肺气不足，则会出现呼吸无力、咳喘气短等症。

肺主宣发与肃降

肺主宣发指在肺气的推动下，可使气血津液散布全身，内达脏腑经络，外至肌肉皮毛，无处不到，以滋养全身的脏腑组织。

肺主肃降指肺气以清肃下降为顺，可保证气和津液的输布，使之下行，维持水液运行并下达于膀胱，使小便通利。

如果肺的宣发和肃降功能受损，就会出现咳嗽、喘促、胸闷、尿少、水肿等症。

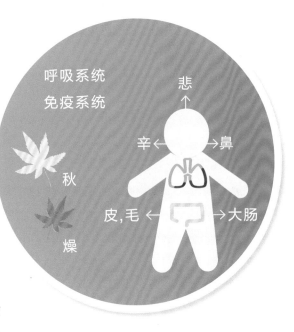

肺主通调水道

肺有调节人体水液代谢的作用。一是通过宣发功能调节汗液的排泄；二是通过肃降功能维持人体水道的畅通，避免发生水液停聚而生痰、成饮，甚至出现小便不利、水肿的症状。

肺开窍于鼻，其华在毛

鼻为肺窍，鼻是肺呼吸的通道，与肺直接相连。若肺气失和，可导致鼻塞、流涕、嗅觉失灵。

肺在体合皮，其华在毛。皮毛为一身之表，是人体抵抗外邪的屏障。肺功能好，则皮毛润泽光亮，汗孔开合正常，外邪不易通过皮毛入侵人体。若肺气虚弱，不仅容易伤风感冒、多汗或无汗，而且容易皮毛憔悴枯槁，各类皮肤病多发。

肺喜润恶燥，与秋气通应

肺的特点是喜清润而恶温燥。秋季气候干燥，尤其是燥邪最容易伤肺，因为"肺开窍于鼻"，耗伤肺阴可导致燥咳。因此，秋季尤其要注意对肺的保养，补充足够的水分，多吃些生津润燥的食物，以保证肺和呼吸道润滑，提高肺功能，增强免疫力。

五色入五脏

中医认为"五色入五脏"，不同颜色的食物对人体的不同脏腑有相应的补益作用，即"黄色入脾，绿色入肝，红色入心，白色入肺，黑色入肾"。在日常饮食中应注意食物颜色要丰富，五色俱全，才能起到全面补益五脏的作用。

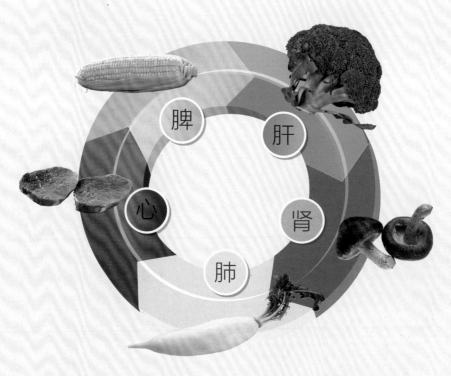

红色入心

红色在古代也叫赤色。一般来讲，红色食物能补血养心，促进血液循环，保护心脑血管，活血化瘀，去除心火，安养心神。多吃红色食物对心阳虚弱、心血不足、血瘀不畅、心血管疾病及心烦不安、心悸失眠者特别有益。

不同种类的红色食物

补益心血：红肉类（猪肉、牛肉、羊肉）、猪心、鸡心、大枣、枸杞子、樱桃（车厘子）、石榴、红提、桂圆肉、赤小豆、红椒、胡萝卜。

活血化瘀：红辣椒、山楂、红糖。

去除心火：西瓜、番茄、草莓、红苋菜。

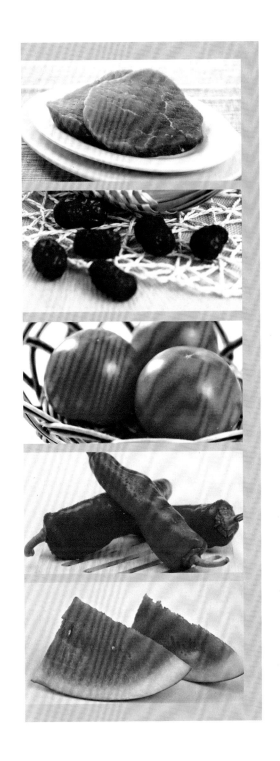

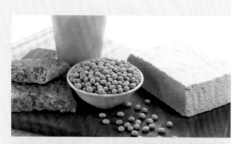

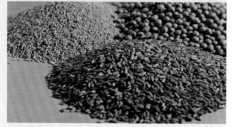

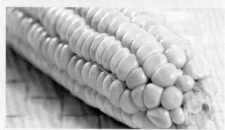

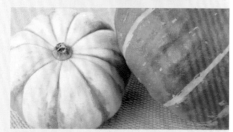

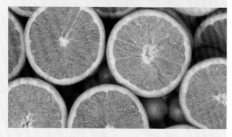

黄色入脾

　　黄色是大地的颜色，是万物的根基，如同脾胃对人体的作用。黄色入脾，黄色食材多能调和脾胃、增进食欲、促进消化、健脾除湿。黄色食物中，富含淀粉的谷粮主食、根茎类蔬菜、豆类等多有健脾益气的作用，而黄色的水果等多有理气和胃、促进消化的功能。

不同种类的黄色食物

健脾益气：黄豆、豆腐、豆浆、小米、小麦、玉米、甘薯、南瓜、土豆、栗子。

理气和胃：柑橘、橙子、柚子、菠萝、柠檬、芒果、陈皮、生姜、黄椒、柿子、香蕉。

健康笔记

● 豆腐、豆浆等豆制品看上去是白色的，但因其是由黄豆制成，所以，从本质讲，应属于黄色食物。

绿色入肝

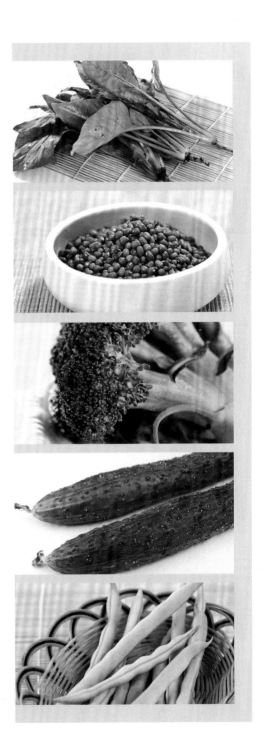

　　绿色在古代也叫青色。肝属木，绿色食材以蔬果、豆类为主，多为木本、草本植物，多有益肝、清热、降脂、疏泄的作用。常食绿色食物，对高血压、高血脂、高血糖、肥胖等代谢障碍者十分有益，并能清热解毒、通便利尿、消肿散结，适合积滞便秘、内热上火者多吃。

不同种类的绿色食物

清热解毒，通便排毒：菠菜、绿豆、黄瓜、西兰花、油菜、小白菜、苦瓜、空心菜、芹菜、莴笋、芥蓝、马兰头、芦笋、蒜苗、茼蒿、荠菜、豌豆苗、木耳菜、苋菜、海带、猕猴桃。

利尿除湿，消肿散结：绿豆、海带、冬瓜、丝瓜、马齿苋。

养肝益血：扁豆、四季豆、豌豆、豇豆、青椒。

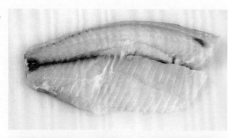

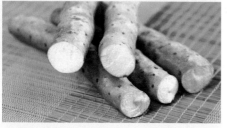

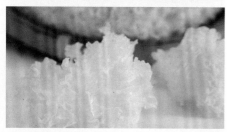

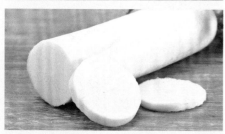

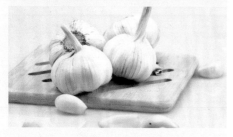

白色入肺

　　白色食材一般具有益气化痰、生津止渴、润肺止咳、养阴润燥的功效，部分食材还有一定的抗菌消炎作用，有助于保护呼吸系统，预防外邪入侵，是防病抗病、提高免疫功能的天然良药，并对美容润肤、缓和烦躁情绪十分有益。

不同种类的白色食物

益气润燥：白肉类（鸡肉、鸭肉等禽肉，草鱼、鲤鱼、鲈鱼、鳕鱼等鱼肉）、银耳、山药、莲藕、芋头、莲子、白扁豆、白蘑菇、核桃仁、白芝麻、杏仁、白果。

生津止渴：荸荠、梨、白兰瓜、甘蔗、茭白。

养阴清热：百合、白萝卜、大白菜。

抗菌消炎：大蒜、洋葱、葱白。

黑色入肾

黑色食材一般有益肾气、养肾阴、填肾精的作用。常吃黑色食物可益肾精、补肾虚，对调节人体内分泌、抗衰老、抗肿瘤、乌须发、明目视、健脑力、强筋骨、提高生殖能力均有一定的益处。许多黑色食物都是公认的保健食材。

不同种类的黑色食物

益肾气：香菇、黑米、紫米、黑豆、紫薯、五味子。

养肾阴：黑芝麻、桑椹、黑木耳、紫菜、蓝莓、紫甘蓝、茄子。

健康笔记

● 蓝色和紫色食物一般也归为黑色食物的范围。

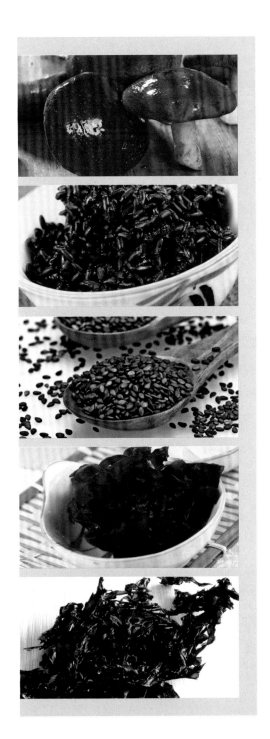

五味养五脏

"五味"是指辛、甘、酸、苦、咸五种味道。五味的本义是指食材或调味品的真实味道，而不同味道的食物进入人体后，会对人体功能产生不同的影响。中医认为，五味对应着人体的五脏，"酸味入肝，苦味入心，甘味入脾，辛味入肺，咸味入肾"，各自起到不同的补益作用。

但各种味道过量的话，也会对身体产生不良影响，正所谓"过犹不及"。所以，日常饮食应五味调和、适度，切忌口味单一或过偏。

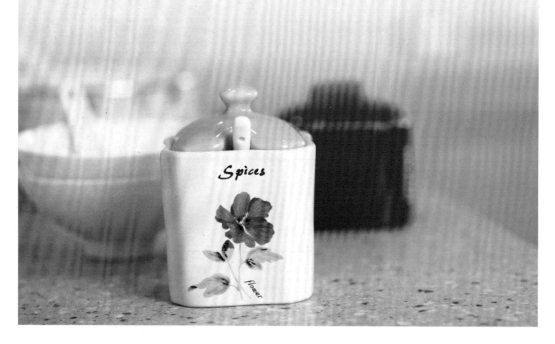

咸味入肾

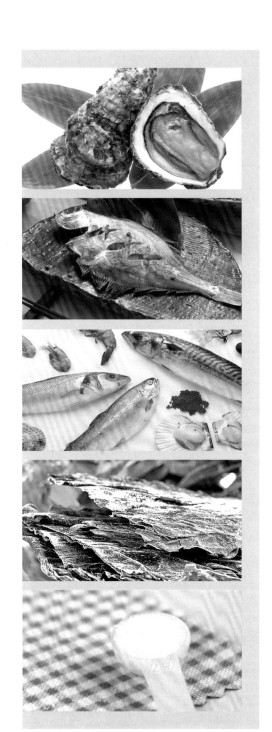

咸味多具有利水消肿、软坚散结、泻下通便的作用，有助于改善大便燥结、痰核及各类囊肿、结节、硬块等。如咸味的牡蛎能软坚散结，海带能泻下通便。

具有天然咸味的食物多为海产品，如各类海鱼肉、鱿鱼、牡蛎、海虾、海贝、海参、螃蟹、海带、紫菜等。其他咸味多来自于最重要的调味料——盐（包括含盐的酱油等其他咸味调料）。盐是人体不可或缺的必需品，对调节人体代谢有重要作用。适当加盐，不仅可以提高口感，还有一定的补肾虚、促代谢作用。

但食盐不可过度，成人每日摄入盐量应控制在6克以内。咸入肾，肾克心，过咸则肾气过盛而克伤心血。饮食过咸会引起血压升高、血管硬化，尤其是高血压、动脉硬化、心脏病等心血管疾病患者，不宜多吃咸味过重的食物。

酸味入肝

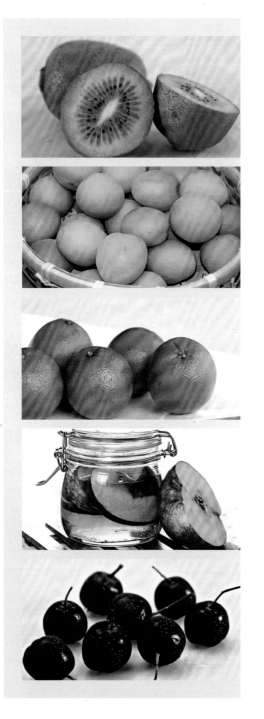

酸味一般具有柔肝解毒、生津养阴、开胃理气、促进消化、收敛固涩、止咳止汗、止泻止带等作用。涩味与酸味作用相似，常与酸味并列，涩味的收敛作用更强。

天然的酸味食物多为干鲜果品，酸味来自于丰富的柠檬酸、苹果酸、酒石酸等有机酸。如番茄、苹果、猕猴桃、橙子、柑橘、橄榄、柠檬、菠萝、枇杷、青梅、石榴、山楂、李子等。还有一类是经发酵产生的酸味，如酿制醋、酸奶等，也是酸味的重要来源。

肝硬化、酒精肝、脂肪肝等肝病患者宜多吃酸味食物，有柔肝解毒的作用。此外，饮食积滞、消化不良、体虚多汗、久虚久咳以及泄泻、尿频、遗精、带下、崩漏者也宜多吃酸味。

胃酸过多者不宜多吃酸。且过食酸味易伤骨损齿，筋骨酸软、骨质疏松、齿病者食酸不要过度。

苦味入心

苦味一般具有清泻心火、清热解毒、祛暑除烦、滋阴润燥、通泄大便、降糖消脂等作用。心火偏盛的热证患者以及阴虚火旺者最宜多食苦味，尤其是患有高血压、高血脂、心脏病等心血管疾病者，非常适宜多吃苦味食物。此外，有热结便秘、肥胖、糖尿病、湿毒热疮、口腔溃疡、燥热心烦、心神不安、热咳、呕恶者也宜多吃苦味。夏季暑热时节，多吃苦味可解暑热、清湿毒，有利健康。

天然的苦味食物有：苦瓜、莲子心、杏仁、白果、苦菊、茼蒿、牛蒡、芥蓝、绿茶、乌龙茶、红茶、苦丁茶等。

苦味多寒凉克伐，其泻火作用较强，多吃易伤气血。因此，身体虚弱、气血不足、脾胃虚寒、便溏、腹泻者不宜多吃苦味。

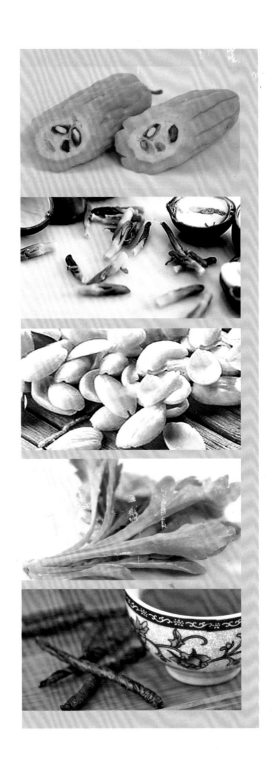

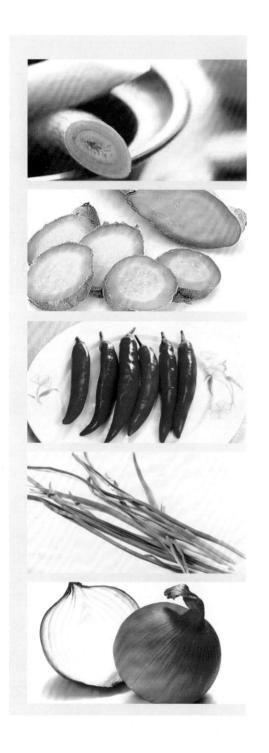

辛味入肺

辛味包括麻辣、芳香等味道，一般具有发散解表、行气活血、通宣理肺、除湿祛痰、杀菌抗炎等作用。多用于肺感寒邪引起的风寒感冒等表证，也适用于寒湿阻滞、气血瘀滞等证。日常食用辛味，可促进人体新陈代谢，畅通血脉和经络，祛除体内的寒邪湿毒，有一定的杀菌抗感染作用，可提高防病抗病能力。

辛味食物多作为调味料使用，如葱、姜、蒜、辣椒、花椒、胡椒、芥末、咖喱、大料、豆蔻、砂仁、薄荷等。也有一些蔬菜含有比较浓烈的芳香，也属于辛味，如韭菜、洋葱、香椿等。

辛味一般偏热性，体内有寒湿者最为适宜。如果过多食用，易耗气伤津，助火生热。肺气虚弱、阴虚内热、上火发炎、溃疡、疮疖痈肿者不宜食辛过度，肝病患者尤其不宜。

甘味入脾

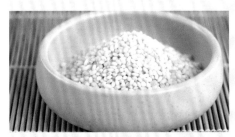

甘味也叫甜味，多比较平和。由于"淡附于甘"，所以淡味一般从属于甘味。甘味食物一般具有补益气血、健脾和胃、生肌强壮、缓急止痛、解毒的作用。

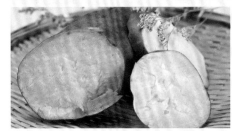

甘味食物是大多数人都乐于接受的，品种也最为丰富。日常所食的五谷杂粮、薯类、豆类、大部分瓜茄蔬菜、部分水果以及畜禽肉、淡水鱼类等均为甘味。米、面、大豆、土豆等可能吃起来觉得并不甜，但因其均为高淀粉食物，摄入后大部分转化为糖，所以均属于甘味食物。

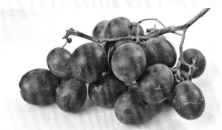

此外，烹调中的糖以及蜂蜜、糖果等，都是甘味的重要来源。

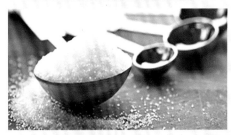

脾胃不和、吐泻、体虚消瘦、疲倦乏力、气血不足者宜多食甘味食物。但甘味太过也会伤脾，尤其是糖尿病、肥胖人群，一定要控制甘味食物的摄入量。

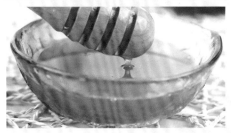

寒热虚实，不同体质怎么调养

每个人的体质都有差异，它受遗传、年龄、性别、生活环境、饮食习惯等很多因素的影响。

体质的分类方法很多，最简单的就是按照寒热、虚实、燥湿来分类。大多数人都会表现出某一方面的偏向，应通过"寒者热之、热者寒之，实者泻之、虚者补之，燥者润之、湿者燥之"的原则来调养。也有一些人没有明显的体质特征，属于比较平和的，这类人对食物的适应面比较广。

不同的食材有不同的寒热属性，对人体会产生不同的影响。而同一种食材对不同体质者也会产生不同的作用。所以，正确认清自己的体质，判别食物的寒热，才能找到适合自己的食物，达到养生保健的目的。

食物的寒凉温热

每一种食物都具有寒、凉、温、热的不同内在属性，也称为"四气"或"四性"。它不是指食物温度的高低，而是反映这种食物进入人体后，对人体阴阳盛衰、寒热变化的影响和作用。如进食后身体有发热的感觉为温热性，如吃完之后有清凉的感觉则为寒凉性。

不在这四性范围之内的，一般食性平和，作用比较和缓，称为"平性"，大多数谷粮主食、根茎瓜茄类食物均为平性，一般人均宜。但热性或寒性较大的食物，对于体质偏颇者就要注意选择了。体质虚寒者宜温热不宜寒凉，而体质燥热者宜寒凉不宜温热。

能使身体生热，促进血液循环，具有扶助阳气、温里散寒、祛除寒邪等功能。如花椒、胡椒粉、辣椒、肉桂等。适合体质偏寒者。

具有清热泻火、清热解毒、清热燥湿、清热凉血等功能。如西瓜、苦瓜、荸荠、甘蔗、香蕉、螃蟹、空心菜等。适合体质偏热者。

热性 寒性
温性 凉性

比热性温和，具有发散表寒、温中散寒、温通气血等功能。如韭菜、洋葱、牛肉、羊肉、生姜、樱桃、荔枝、桂圆、大枣等。适合体质平和、稍偏寒者。

比寒性温和，具有清热养阴、益阴除蒸等功能。如菠菜、油菜、番茄、茄子、鸭肉、莴笋、梨、柚子、黄瓜、冬瓜、莲藕、苹果等。适合体质平和、稍偏热者。

分辨体质之一：寒与热

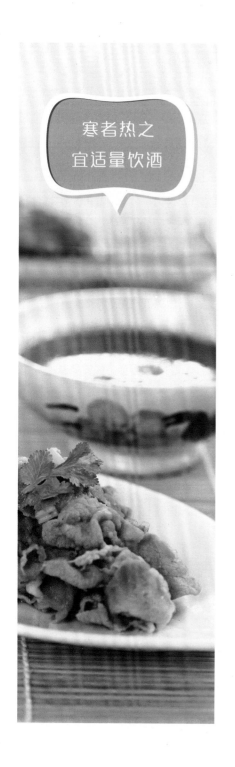

寒者热之
宜适量饮酒

寒性体质的表现

寒性体质一般表现为：经常四肢冰冷、脸色苍白、有贫血倾向，平常怕冷、但也容易虚火上炎，喜欢吃热饮及热食，容易疲劳，神疲乏力，身体抵抗力较差，体温偏低，易出汗，血压偏低，舌苔较厚，不易口渴，大便稀薄，容易腹泻，尿多色淡，性格偏安静内向，女性经期常推后，男性易阳痿。

寒性体质的调养法

"寒者热之"是寒性体质者的饮食原则。宜温热饮食，避免过于寒凉，宜适当饮酒。选择食物时，多选温性、热性食物，如羊肉、牛肉、虾、大枣、生姜、葱、蒜、花椒、茴香、肉桂、龙眼肉、韭菜、洋葱、核桃仁等。少吃寒凉性食物，少吃冰镇冷饮及凉茶。

热性体质的表现

热性体质一般表现为：经常发热、上火，口干舌燥，爱喝水，面红目赤，怕热不怕冷，手脚心发热，手心易出汗，不喜热饮，最爱冷饮和冷食，体温偏高，舌苔厚而黄，有口臭、脚臭，容易发炎、出血和生疮疖痈肿，便秘或大便干燥，尿少色黄，脾气大，性子急，血压偏高，易头晕、头痛，容易烦躁、紧张、兴奋，女性月经常提前，男性易早泄。

热性体质的调养法

"热者寒之"是热性体质者的饮食原则。宜常温偏凉饮食，避免过于燥热，宜多饮茶，少饮酒。选择食物时，多选凉性、寒性食物，如鸭肉、鱼肉、绿豆、菠菜、苦瓜、黄瓜、茄子、冬瓜、海带、紫菜、梨、柚子、百合等。少吃温热性食物，少吃煎炸、烧烤、火锅等。

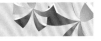

健康笔记

🔵 一般来讲，男性偏热者较多，女性偏寒者较多。随着年龄增长，体质也会出现变化，儿童普遍偏热，而老人普遍偏寒。

热者寒之，
多饮茶，少饮酒

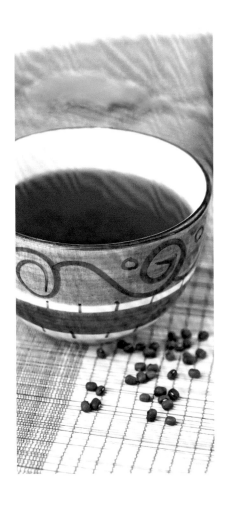

分辨体质之二：实与虚

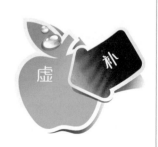

实性体质的表现

实性体质是指体内实火大、邪气盛，易生阳盛、积食、痰热、湿滞、瘀血等引起的病邪。

实性体质一般表现为：身体强壮，气粗力足，声音洪亮，体力充沛而无汗，抗病力强，内有积热，口苦，排泄功能较差（便秘、尿少、汗少），脾气较差，容易烦躁失眠，舌苔厚腻。

实性体质的调养法

"实者泻之"，泻实驱邪是实性体质者的饮食原则。日常调理应以清热泻火、解毒散瘀、利尿通便为主，不宜多吃温热滋补的食物，忌食辛辣油腻，以免加重实证。

实性体质者宜多吃味苦、凉性、寒性以及有清泻作用的食物，如白萝卜、山楂、橘皮、黑木耳、空心菜、荸荠、茄子、苦瓜、黄瓜、冬瓜、苋菜、绿豆、赤小豆、薏苡仁、金银花、西瓜、梨、猕猴桃、橘子、牛蒡等。多饮茶水也是改善体质的好方法。

虚性体质的表现

"虚则正气虚"，虚性体质是指体内气、精、血、津液等虚弱不足。虚性体质又分为气虚、血虚、阳虚、阴虚四种。一般表现为言语行动无力、体力虚弱、自汗、心悸、瘦弱、面色苍白等。

虚性体质的分类及调养法

"虚者补之"，补益虚损是虚性体质者的饮食原则。日常调理可根据虚弱类型、症状和程度，有针对性地加强补益。体虚往往不是单一的，常常阴虚伴有血虚，气虚伴有阳虚，或气血两虚、阴阳两虚等，补益时应注意兼顾。

脾气虚则食欲不振、大便溏泄、脘腹胀满、神倦乏力，甚至水肿、脱肛；肺气虚则少气懒言，动则喘息，易出虚汗。气虚者宜吃山药、大枣、扁豆、黄豆、栗子、牛肉、猪肚、鸡肉等，适当添加人参、西洋参、黄芪等补气药材。

一般表现为面色萎黄、嘴唇及指甲苍白、头晕眼花、心悸失眠、经少色淡、闭经等。血虚者宜吃乌鸡、大枣、墨鱼、胡萝卜、花生、桂圆、动物肝脏、猪蹄、樱桃、葡萄、芝麻等食物，适当添加当归、阿胶等药材。

气虚 血虚
阳虚 阴虚

表现为肢冷畏寒、四肢不温、腰膝酸痛或冷痛、阳痿早泄、宫冷不孕、白带清稀、尿频遗尿、口淡不渴等，多见于久病体弱者及老年人。阳虚者宜多吃羊肉、海参、虾、核桃仁、肉桂、韭菜、生姜等食物，适当添加冬虫夏草等药材。

多见干咳少痰、咯血、虚热、口干舌燥、大便燥结、目涩眩晕、手足心热、心烦失眠、遗精或潮热盗汗等。阴虚者宜多吃鸭肉、甲鱼、牡蛎、牛奶、荸荠、百合、枸杞子、桑椹、黑芝麻、银耳、甘蔗、梨等食物，适当添加麦冬等药材。

健康笔记

- 一般来讲，青壮年男性体质偏实，老人、儿童体质偏虚，女性在特殊时期也多体质偏虚，如经期、产后等时期要注意补益阴血。

- 热不一定是实，也可能是阴虚生热。如果是虚热，不能盲目清泻，还是要以补益阴虚为主。

分辨体质之三：燥与湿

燥者润之

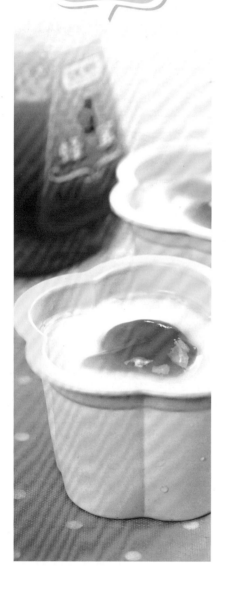

燥性体质的表现

燥性体质是指体内水分和津液不足。一般表现为：肺燥咳嗽、干咳无痰，口渴咽干，眼睛干涩，便秘，尿少赤黄，皮肤干燥瘙痒，脾气暴躁易怒，女性月经量少等。

燥性体质的调养法

"燥者润之"是燥性体质者的饮食原则。宜多吃养阴润燥、生津止渴的食物，如鸭肉、鱼肉、甲鱼、牛奶、梨、枇杷、黄瓜、丝瓜、莲藕、紫菜、荸荠、百合、莲子、杏仁、核桃仁、黑芝麻、桑椹、银耳、蜂蜜、玄参、生地黄、枸杞子、燕窝等，适当添加沙参、罗汉果、阿胶、石斛、玉竹、天门冬、麦冬等药材。

湿性体质的表现

湿性体质具体又包括寒湿、痰湿、湿热等，是由多种原因引起体内水液代谢障碍而致水湿积聚在体内，日久引起瘀滞、化痰、化热。一般表现为：血压及血脂偏高，体形肥胖，精神倦怠，易疲劳，胸闷憋气，多痰，腹胀腹痛，腹泻，水肿，腹鸣，痹痛，皮肤湿浊，易生疮癣等。

湿性体质的调养法

"湿者燥之"是湿性体质者的饮食原则。宜多吃有燥湿化痰、芳香化湿、利水消肿等功效的食物，如鸭肉、鲤鱼、鲫鱼、猪肚、赤小豆、薏苡仁、绿豆、冬瓜、扁豆、莴苣、木瓜等，适当添加砂仁、草果、苍术、茯苓等药材。

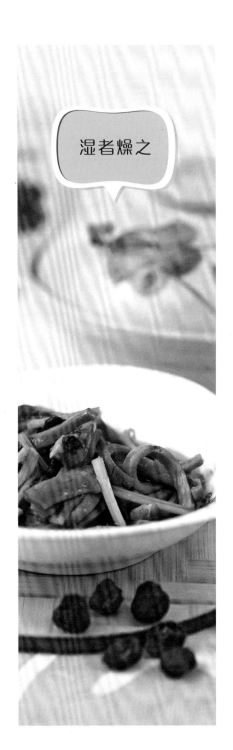

湿者燥之

健康笔记

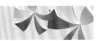

一般来讲，燥湿体质与地域和气候密切相关。受地域影响，南方人多湿，北方人多燥。受季节的影响，春夏季多湿，秋冬季多燥。

全家人的不同补益法

给全家人做饭，就要照顾到每个家庭成员的健康需求。而老人、孩子、青壮年的体质有一定差异，对饮食营养的需求有所不同，补益方法也要因人而异。在准备饭菜时，就要了解全家人的身体状况和补益需求，男女老少尽量兼顾，让全家人都能五脏安和，保证每个人的健康。

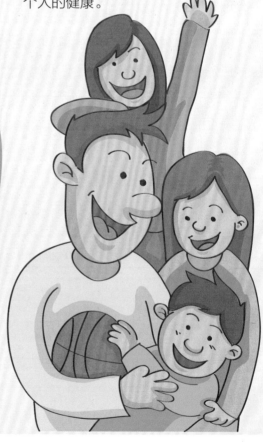

少年儿童（1~18岁）

少年儿童往往是家庭的重点照顾对象，尤其在饮食方面，家长会格外用心。但不少家长只是一味地让孩子多吃大鱼大肉，认为这样就是加强营养，结果造成肥胖、超重、脾胃不和的孩子越来越多，反而不利于未来的健康。所以，在给孩子补益前，先要了解一下不同年龄孩子的身体发育特点和需求。

幼儿（1~6岁）

幼儿时期的孩子肾气未充，肺气不足，免疫力差，很容易感染外邪而致病，感冒、发热、咳嗽多发。此时宜加强免疫力，防感冒，多吃牛奶及乳制品、番茄、萝卜、大白菜、豆腐、苹果等十分有益。

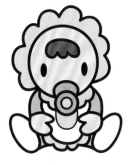

幼儿的脾胃也比较虚弱，消化能力较差，饮食应软烂、易咀嚼、少食多餐。如果补益太过，容易造成积食、厌食、呕吐、腹泻、消化不良等，此时应在保证营养的同时，多吃些健脾气、助消化的食物，如玉米、土豆、胡萝卜、白萝卜、苹果、栗子、山药等。

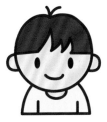

6岁以下是视力发育的关键时期，也是智力启蒙和开发的黄金阶段，在饮食中注意明目益智可以养护视力，促进智力发育。胡萝卜、黑芝麻、海产品不妨多吃些。

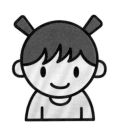

儿童（6~12岁）

6~12岁的儿童肾气渐充，脾胃功能及免疫能力均有所提高，身心智力发育十分旺盛，身高、体重增长很快，加上学业负担日益加重，对营养的需求大增。

如果此时营养不足，易出现生长迟缓现象，身高、体重低于同龄人。也有些孩子此阶段饭量惊人，如不控制，任性进食，易造成超重肥胖。

在饮食上应注意强健脾胃、补益气血，多吃益气、补钙、补血的食物，如山药、海参、牡蛎、牛奶、鸡蛋、猪肉、牛肉、鸡肉、核桃仁、黑芝麻等。

此阶段的孩子也不宜过度补益，尤其注意不要随便给孩子进食人参、蜂王浆、燕窝、花粉、冬虫夏草、阿胶、鹿茸等成人补益品，以免出现性早熟。

少年（12~18岁）

12~18岁的中学生正值青春期，除了要面临性发育的问题，学习、考试的压力也大增，给心理造成了极大负担。

这个阶段的孩子，骨骼、肌肉及生殖系统发育迅速，第二性征出现，女孩初潮来临，不少人由于内分泌失调，会出现月经不调、痛经、青春期肥胖现象，而男孩青春期易有反抗性强的表现，家长要注意控制。少年人由于心理还未成熟，抗压能力较差，容易产生烦躁易怒、心理抑郁等问题。此时在保证营养的同时，还应注重养肝补血、疏肝解郁、安养心神，既要平和补益，又要适当泻火。可以多吃些牛奶、牛肉、豆腐、豆浆、大枣、绿豆、海带、薏苡仁、莲藕、核桃、菠菜、猪肝等食物。不宜多吃燥热上火的食物。

青年人（18~40岁）

18~40岁是人体非常壮盛的时期，肾气充盈，身体最为强健，生殖能力旺盛。此阶段的男女均肩负着打拼事业、建立家庭、生养后代的重任，可以说是非常忙碌而艰苦的阶段。

对于男性来说，此时处于事业上升期，精力、体力消耗非常大，要注意补充营养，缓解疲劳。且此阶段适宜生育，性欲最为旺盛，这些都要付出大量精血。因此，在饮食上要特别加强养肾气、健脾胃，以及时补充气血，强健体魄，为保持旺盛的精力保驾护航。

对于女性来说，这个阶段是结婚、生育的最佳年龄，生育前后是养护重点。孕前、怀孕、产后、哺乳期，都应加强饮食调养，尤应注重补益气血、滋养肝肾，养阴生津。除了生育的特殊时期，青年女

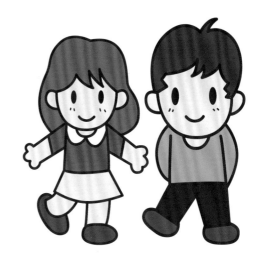

性日常还应注意调理月经，月经是女性健康的晴雨表，只有气血充足和顺，才能保证月经的时间和质量，才能让女性更健康美丽。

青年人身体壮盛，免疫力强，在饮食上没有太多宜忌限制，只要不过度节食，也不暴饮暴食，饮食均衡适度，保持规律作息，养护好脾胃，一般都能保持健康。

中年人（40~60岁）

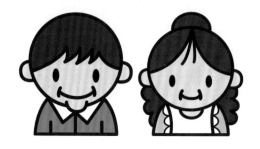

人到中年可谓是"多事之秋"。在事业上，有人收获很大，也有人进入瓶颈期，巨大的落差可能会让人心理失衡。在家庭上，既要照顾年迈的父母，又要关爱未成年的子女，往往感觉精疲力尽。而此时，男性和女性均会进入更年期，肾气渐衰，体力和精力都有所下降。这些来自身心的不平衡一旦加剧，就容易导致疾病乘虚而入。因此，中年阶段是各类疾病的高发期。

更年期的显著特征是体内激素水平的大幅下降，它可导致女性停经、烦躁易怒、心悸失眠、潮热盗汗、骨质疏松、快速发胖、明显衰老等问题，同时，高血压、高血脂、心脏病、糖尿病、肩周炎、乳腺癌、卵巢癌、子宫肌瘤等疾病在这一阶段也容易出现。

男性同样也有更年期，只是反应没有女性明显，但疾病的发生率要高于女性。男性在这一阶段的精神压力也较大，应给予更多关爱。

中年人是家庭的支柱，他们的健康不可忽视。中年注意保养的人，往往能延缓衰老，减少老年慢性疾病发生的机会，从而提高老年时期的生存质量。

中年人保养的重点是补益肝肾，养心安神，以调养心、肝、肾为主。注意减少肥甘油腻、烟酒、重口味饮食，以控制体重，保护心血管健康，预防各类慢性病的发生。

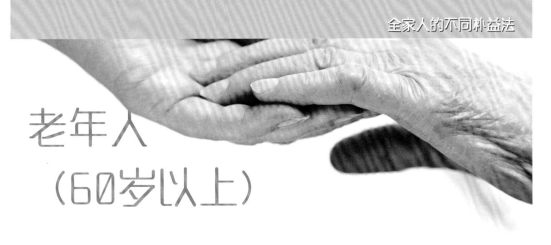

老年人
（60岁以上）

世界卫生组织（WHO）按年龄将老年人划分为三个阶段。

年轻老人
（60～75岁）

出现明显退行性改变，老年慢性病发病率很高。但身体状况尚可，生活可以完全自理。此阶段要特别加强饮食保健，延缓慢性病的发生、发展。

老年人
（75～90岁）

外表明显衰老，体能、机能衰退日益突出，行动缓慢，认知及免疫功能均逐渐下降，各类疾病日益加重，死亡率极高。不少老人生活无法完全自理，需要儿女适当照料。此阶段要控制慢性病的各类并发症，提高生存质量。

高龄老人
（90岁以上）

五脏虚衰，生活不能自理，可能随时因小病发生感染而出现快速离世的状况，往往比较安详平和。此阶段反而进入比较随性的时期，只要注意饮食安全，不必太过限制饮食，想吃什么就吃什么，能吃多少也不必苛求，心情愉悦、延长寿命最为重要。

老年人普遍五脏虚衰，尤以肾衰、肝衰、脾衰为主，随着年龄增大，衰弱程度加剧。所以，在食疗补益时，要特别注重补肾、养肝、健脾。

要想延缓衰老，补肾是关键。老年人宜多吃海参、鳝鱼、山药、牡蛎、黑芝麻、百合、核桃仁、松子、栗子、莲子、花生、羊肉、枸杞子等食物，以补肾气、益肾精。

老人脾胃虚弱是很多疾病的发病根源，如饮食不能正常运化，会引起身体内分泌功能紊乱、代谢功能障碍，导致肥胖、糖尿病、水肿、高脂血症、痛风等疾病发生。养脾胃的重点在于健脾气、祛脾湿。老年人补脾宜脾肾同补。

老年人由于肝肾逐渐亏虚，普遍存在血虚痿弱、视力衰退、智力退化的现象，严重的还会向脑萎缩、老年痴呆发展。所以，老年饮食要注重养肝肾，益肝血、通络，以达到益精补血、明目益智的目的。可多吃些胡萝卜、菠菜、牡蛎、海参、黑木耳、核桃仁、黑芝麻、松仁、香菇、海鱼肉、蓝莓、枸杞子等食物，抗衰老作用非常好。

此外，老年人的饮食要保证温软烂熟，粥、羹、汤尤其适合老年人。

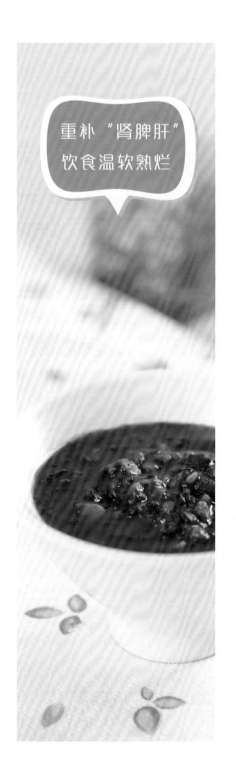

重补"肾脾肝"
饮食温软熟烂

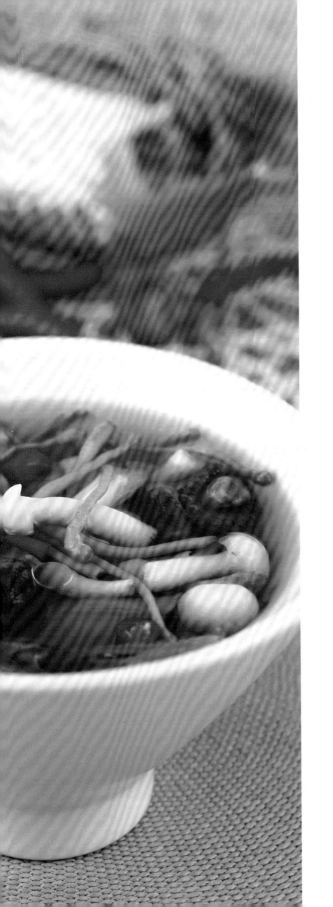

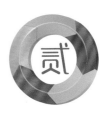

贰

全家补益，
五色俱全养五脏

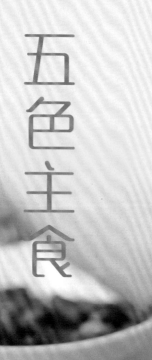

五色主食

主食是我们日常饮食的基础，其形式多样，包容性也很强，可以将五色食材很好地融合起来。

米、面、杂粮、豆类、薯类等本身就有丰富的颜色，如白米、黄米、黑米、红米、白面、玉米面、黄豆、绿豆、赤小豆、黑豆、红薯、紫薯等，都是做主食的常用材料，可以混搭。

此外，在主食中搭配上肉类、蔬菜，作为馅料，制作成包子、饺子、馅饼等，也是营养均衡的食养法。

五色主食花样多多，老少皆宜，补益全家。参考下面的菜品，也许能激发你更多的创意！

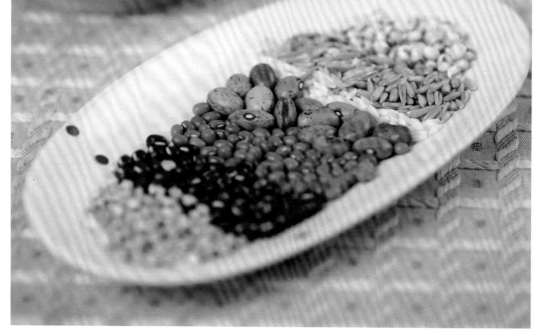

杂粮粥

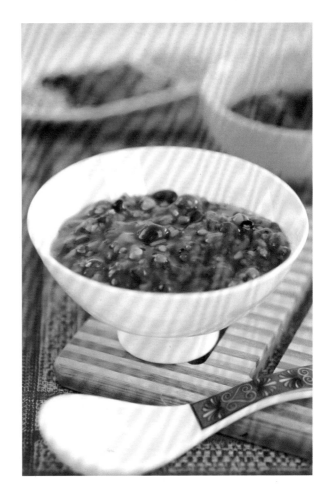

材料

粳米、糯米、小米、紫米、赤小豆、绿豆、花生各20克。

调料

白糖适量。

做法

1 将各种材料淘洗干净，一起放入锅中，加足量水，大火烧开，撇去浮沫，改小火慢煮，至豆烂粥稠即成。

2 吃时加白糖调匀即可。

健康笔记

- 这道杂粮粥谷物、豆类、坚果齐备，五色俱全，营养均衡，粗细搭配，口感软烂，老人、孩子食用更容易咀嚼消化。

- 此粥能调养脾胃，补益气血，尤宜食欲不振、消化不良者食用。患有高血压、高血脂、心脏病、糖尿病等慢性病的中老年人可作为替代主食常食。

- 易腹胀者应少食。

五色米饭

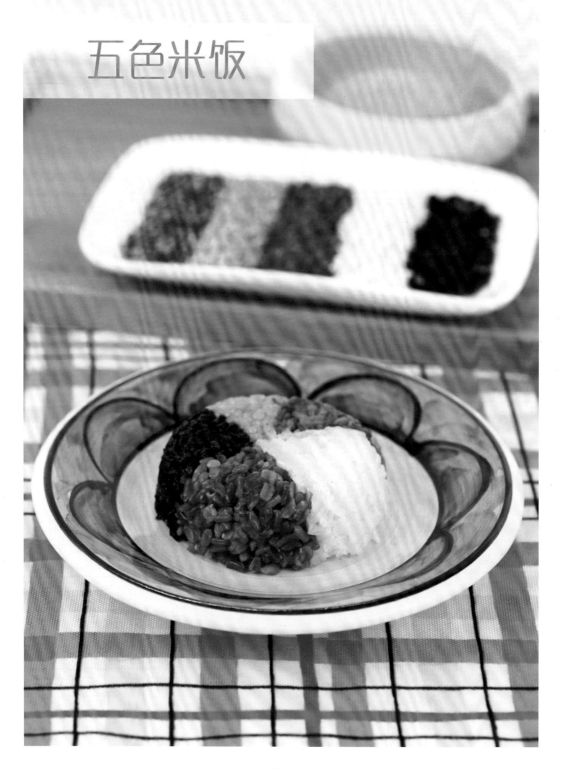

材料

糯米、黑米、红米、糙米、绿米各50克。

做法

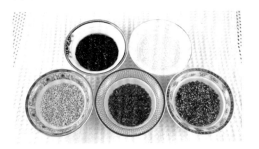

1 将各种米淘洗干净，分别放入蒸碗加适量水浸泡2小时。

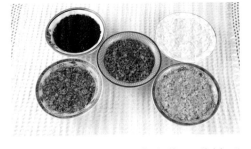

2 将蒸碗放入蒸锅，大火蒸30分钟后取出，晾凉。

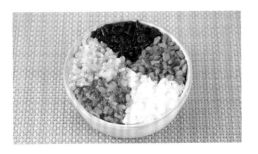

3 把各种米饭等份填入碗中，扣入盘中即可食用。

健康笔记

◔ 单纯的白米饭有健脾胃的作用，而不同颜色的米可补益五脏，比普通白米饭的保健效果更好，并能让味道、口感更丰富，也给餐桌增添了色彩和情趣，日常主食可选择这样吃。

◑ 绿米是用优质水稻新品种——绿米稻加工而成的特种米，富含硒，有抗癌、抗衰老、保护心血管的作用。但绿米产量少，且不太常见，不好买到的话可以用绿豆代替。

五色素面

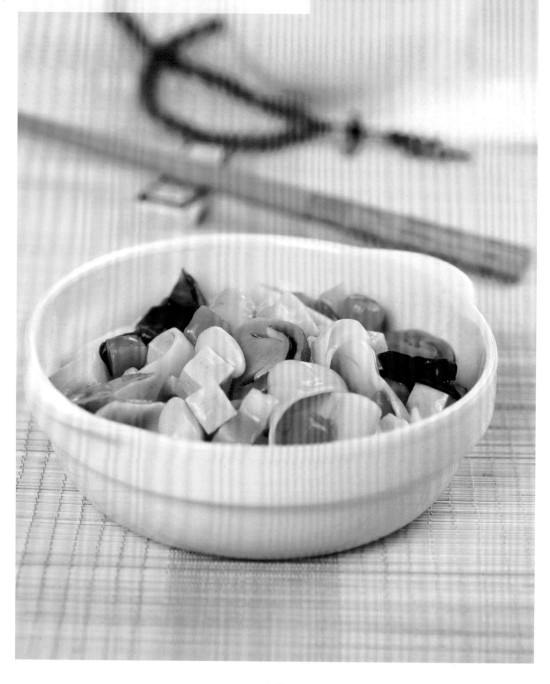

材料

面粉150克，豆腐干、笋尖、胡萝卜、草菇、水发木耳各50克，白果仁15克。

调料

酱油、白糖、盐、鸡精、香油、淀粉、菌高汤各适量。

做法

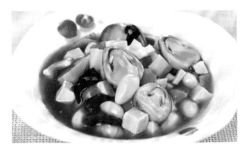

1 豆腐干、笋尖、胡萝卜分别切丁；草菇切片。以上材料和木耳、白果一起放入锅中，加适量菌高汤和水烧开，倒入酱油、白糖，改小火煮10分钟，加盐、鸡精调味，勾浓芡汁，淋香油即成素卤。

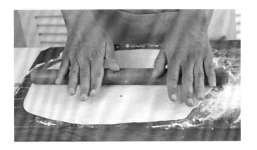

2 面粉加适量水和成面团，先擀成厚大片，再切成宽条，最后抻成薄片，下入开水锅中煮熟。

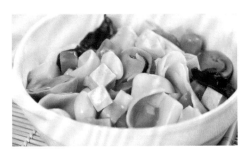

3 面片捞入大碗，倒入素卤，搅拌均匀即可食用。

健康笔记

🔘 豆腐干是豆制品，草菇、木耳为菌类蔬菜，笋尖、胡萝卜为根茎类蔬菜，白果为坚果。这些副食品与面食搭配食用，可养五脏，补虚弱。虽是全素食，但营养非常丰富，蛋白质、钙、铁都充足，且口感软烂，各年龄人群均宜食用。

🔘 豆腐、草菇嘌呤含量较高，痛风患者少吃。

五色饺子

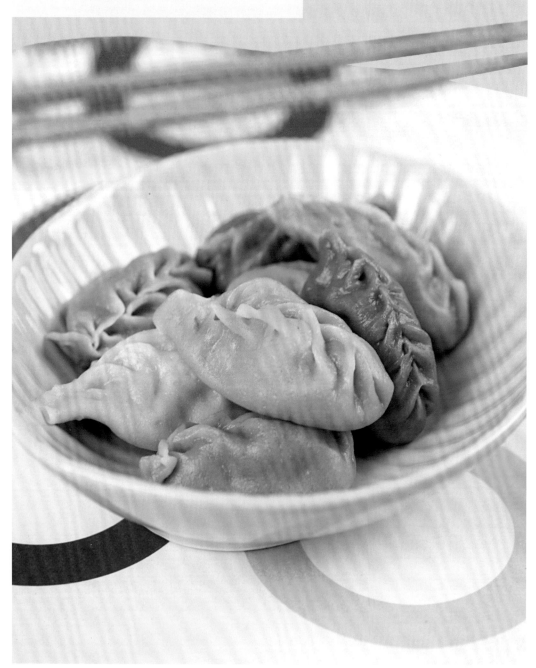

材料

面粉 400 克，菠菜、胡萝卜、紫甘蓝各 50 克，油菜 150 克，香菇、水发木耳各 50 克，鸡蛋 2 个。

调料

酱油、香油各15克，五香粉、盐、鸡精各适量。

做法

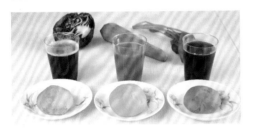

1 菠菜、胡萝卜、紫甘蓝分别洗净，剁碎，用打汁机制取3种颜色的蔬菜汁。面粉分成4份，取1份用清水和成面团；另外3份用3种蔬菜汁和成3种颜色的面团。

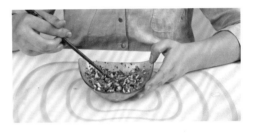

2 油菜、香菇、水发木耳分别剁碎，都放入盆中，加入各调料，搅拌成饺子馅。

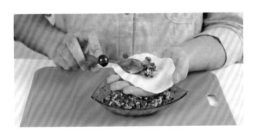

3 将各颜色的面制成饺子皮，放上适量馅料，捏制成饺子生坯。

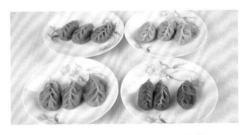

4 煮锅中加入足量的水，上火烧开，下入饺子生坯，煮熟即成。

健康笔记

用多种颜色的蔬菜汁来和面，馅料多加各类蔬菜，这些方法能均衡补益五脏，并促进肠胃畅通。饺子颜色赏心悦目，口感丰富多样，有趣、好吃又养生，全家人都会喜爱。

五色饭团

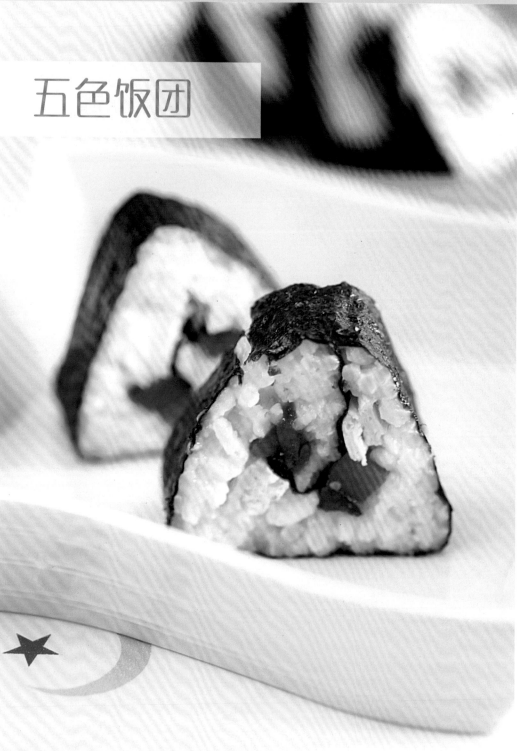

★

材料

大米饭150克，烤紫菜1张，胡萝卜、紫薯、鸡蛋皮、熟鲷鱼肉各50克。

调料

盐、寿司醋（也可用白醋替代）各适量。

做法

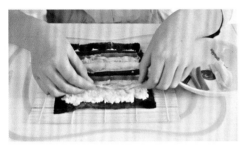

1 胡萝卜、紫薯蒸熟，去皮，切成条；鸡蛋皮、熟鲷鱼肉切成条；米饭加盐、白醋，抓匀。

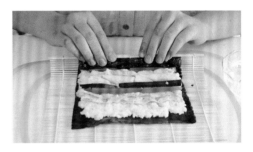

2 铺好寿司竹帘，放上烤紫菜，平铺上米饭，码上胡萝卜、紫薯、鸡蛋皮和鲷鱼肉，卷起竹帘，压紧实。

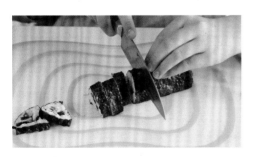

3 去掉竹帘，切成均匀的寿司块，装盘即可。

健康笔记

- 饭团类似于寿司，食材五色纷呈，非常美观，又十分健康，且携带方便，尤其适合外出游玩或自带午餐时食用。
- 饭团的形状可做成圆形、三角形等均可，自由发挥。里面的食材也可根据家人的喜好替换，灵活多变。

五色菜肴

我国饮食有很好的搭配传统，即一道菜讲究"荤素搭配、粗细搭配、五色搭配"，这就使菜肴的色彩更丰富、营养更全面、口感更多样，补益效果也更好。

在肉类中，猪、牛、羊肉等畜肉为红肉，鸡、鸭等禽肉及鱼、虾、贝等海产为白肉。相比之下，红肉脂肪含量更高，更宜瘦弱者，白肉则适宜人群更广，对健康更为有益。

选择蔬菜时，颜色、品种越多越好，每天有 4~8 种蔬菜，变着花样吃，不挑食、不偏食，营养才能均衡。

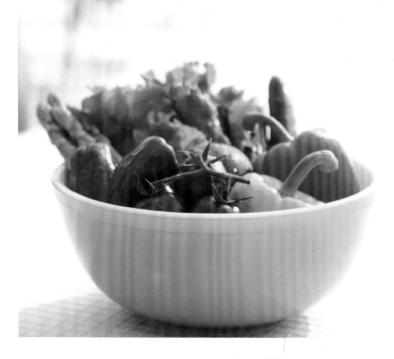

五彩鱼米丁

材料

鱼肉150克，水发黑木耳、胡萝卜、甜玉米粒、豌豆各30克，姜末、葱末各少许。

调料

糟卤40克，料酒、白糖各15克，盐、胡椒粉、香油、淀粉各适量。

做法

1. 鱼肉切成丁，加料酒、盐、淀粉抓匀上浆。

2. 黑木耳洗净，撕小朵；胡萝卜去皮，洗净，切丁，和豌豆、甜玉米粒一起焯水备用。

3. 烧锅上火，倒适量油烧热，爆香葱末、姜末，加少许水，倒入糟卤煮沸，放入鱼肉丁滑散，开锅后撇净浮沫，放入胡萝卜丁、黑木耳、甜玉米粒、豌豆，加入白糖、盐、胡椒粉调味，用水淀粉勾芡，淋香油出锅。

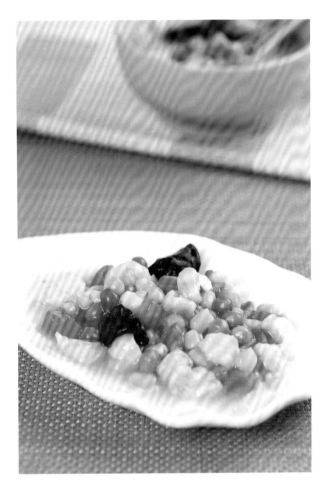

健康笔记

- 🔵 鱼肉高蛋白、低脂肪、多维生素和矿物质，且容易消化吸收，是滋阴养血、健脑益智的佳品。

- 🔵 此菜荤素搭配，营养丰富，味道浓香，五色齐全，适合全家人补益。儿童及老人食用可健脑明目、补钙壮骨，男性食用可益精补血，女性食用可美容养颜。

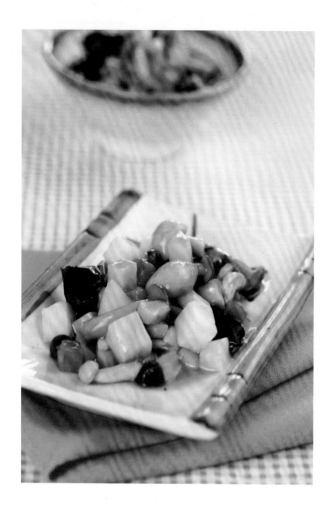

菌菇素三丁

材料

莴笋、胡萝卜、土豆各100克，蟹味菇、水发黑木耳各50克，葱花、姜片各少许。

调料

酱油、白糖各10克，盐、胡椒粉、香油、水淀粉各适量。

做法

1 蟹味菇、水发黑木耳分别择洗干净，焯水备用。

2 莴笋、胡萝卜、土豆分别去皮，切成丁，投入淡盐水中浸泡10分钟，沥水备用。

3 炒锅中倒入油烧热，下葱花、姜片煸香，放入莴笋、胡萝卜、土豆炒至断生，加入适量水，放入蟹味菇、水发黑木耳炒匀，加酱油、盐、白糖、胡椒粉调味，勾浓芡汁，最后淋入香油即可出锅。

健康笔记

🔵 菌菇类蔬菜常为黑、白两色，多有滋阴润燥、健脾开胃、清血脂、降胆固醇、提高机体免疫力的作用，是餐桌应该常备的健康食材。

🔵 此菜清淡爽口，是适合全家男女老少的健康菜肴，尤宜"三高"、肥胖者常食。

面酱拌菜

材料

白菜心、紫甘蓝、苦苣菜、香芹、樱桃萝卜、甜彩椒、黄瓜、胡萝卜各50克。

调料

黄酱、甜面酱各30克，白糖、鸡精各适量。

做法

1. 炒锅倒入油烧热，放入黄酱、甜面酱和少许水，炒出酱香味时，加鸡精和白糖调好口味，盛入调味碗中。
2. 将各蔬菜洗净，改刀后码放在盘中，调味酱碗也放其中，蔬菜蘸酱食用即可。

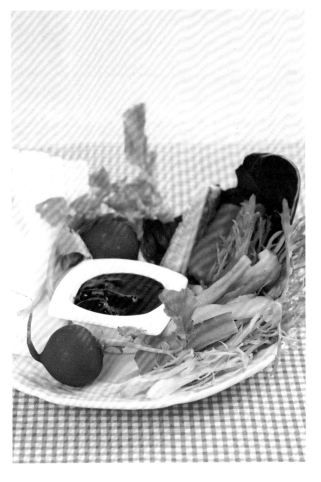

健康笔记

- 清爽的时蔬，五彩斑斓，让人心情愉悦，再蘸上浓香的酱料，可使全家人胃口大开。
- 生食蔬菜可补充丰富的维生素C和膳食纤维，有助于清热降火、通肠排毒、提高免疫力。
- 如果老人咀嚼困难，可以把蔬菜先煮一下，或切成更小的块再食用。

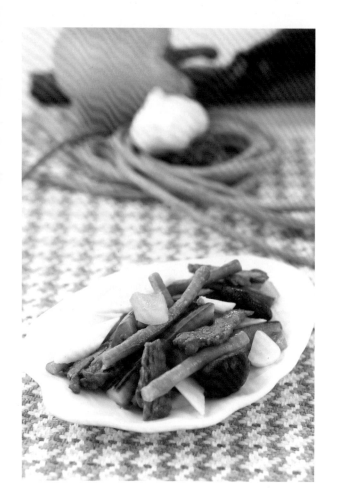

田园小炒

材料

猪肉150克，豇豆、长茄子、山药各100克，黄椒50克，大蒜适量。

调料

酱油、料酒各10克，水淀粉、盐、鸡精、香油各适量。

做法

1 将豇豆洗净，切长段；长茄子洗净，切长条；山药去皮，切片；黄椒、大蒜分别切片。

2 猪肉洗净，切片，用料酒、酱油、淀粉抓匀上浆，入温油中滑熟，备用。

3 锅中倒油烧热，放入豇豆和茄子翻炒至断生，放入山药炒2分钟，加盐、鸡精调味，放入黄椒和大蒜炒出香味，淋香油，炒匀即成。

健康笔记

- 这道日常小炒，融合了红色的肉、白色的根、绿色的茎、黑色和黄色的果，食材种类多，营养全面均衡，口味也很好，全家老少皆宜。

- 茄子比较吸油，在烹饪中不宜加太多油。

五彩蔬果串

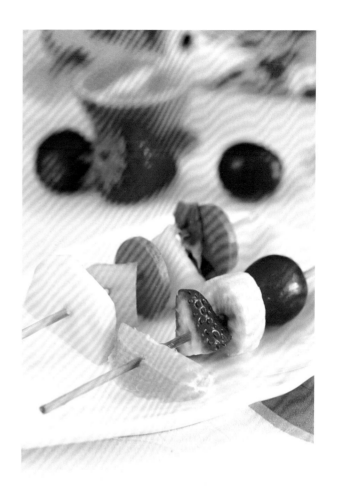

材料

香蕉、草莓、橙子、葡萄、娃娃菜、油菜、土豆、胡萝卜各50克。

调料

酱料汁适量。

做法

1 将香蕉、橙子去皮，草莓去蒂、洗净，都切成块；葡萄洗净，然后依次穿在竹签上即成水果串，可直接食用。

2 土豆、胡萝卜去皮，洗净，切厚片，娃娃菜、油菜洗净，切块，依次穿在竹签上，即成蔬菜串。

3 将蔬菜串放入开水中汆烫至熟，晾温食用，蘸点芝麻酱或沙拉酱吃味道更好。

健康笔记

🌀 串串的形式非常自由，各种蔬菜、水果食材都可以随意组合，一起食用，可全面补益五脏，提高人体抗病能力。

🌀 这样的五彩蔬果串，不仅能让餐桌更生动多彩，还能提振食欲，活跃就餐气氛，老老少少都开心，对健康也非常有益。

五色烩牛肉

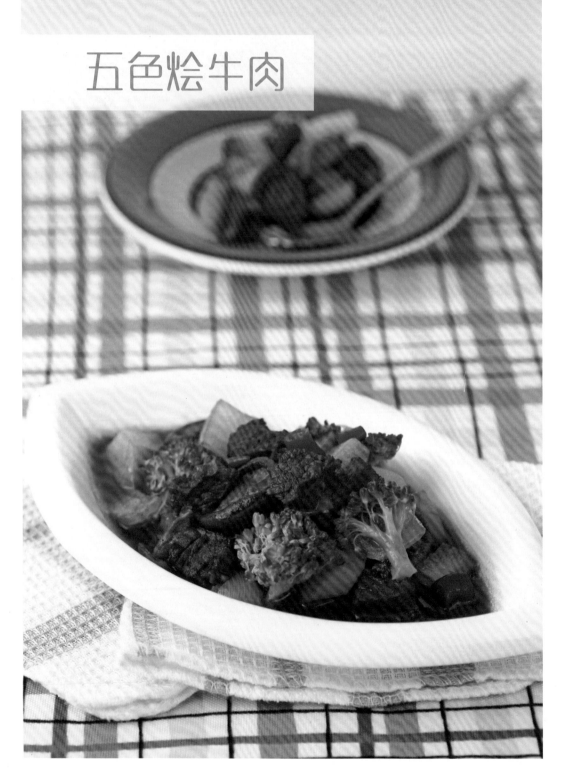

材料

牛肉250克，土豆、洋葱、西兰花各100克，水发香菇50克，辣椒20克。

调料

酱油、盐、五香粉各适量。

做法

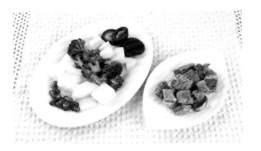

1 牛肉切块，入冷水锅煮沸后捞出，洗净，沥干；西兰花择成小朵，洋葱、土豆分别去外皮，切块；辣椒切段。

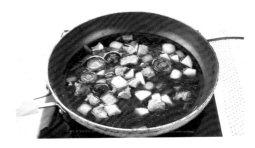

2 锅中倒油烧热，下洋葱炒出香味，放入牛肉、香菇、辣椒，加酱油、五香粉和适量水，小火煮30分钟，放入土豆续煮20分钟。

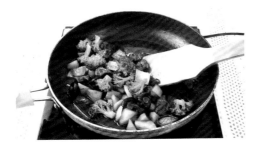

3 再放入西兰花和盐，改大火收浓汤汁即成。

健康笔记

● 此菜五色俱全，荤素搭配，适合各年龄的人食用。

● 常食此菜可健脾胃、长力气、强骨骼、活血脉、补虚弱、提高免疫力。秋冬季节食用可快速补充热量，御寒保暖。

五色汤羹

汤羹是包容性非常强的烹调形式，食物的部分营养溶于水中，喝汤就能补充养分，且更容易被人体消化吸收，尤宜脾胃虚弱、消化功能不佳的人调养。

做汤羹的材料多为各种肉类、海鲜、菌类、根茎类蔬菜等比较耐煮的食材。肉汤的话要撇净浮油，以免摄入过多油脂。汤羹的调味不要过咸，否则餐后易口渴，且不利于心血管健康。最后，还要注意，饮汤以温热为宜，但不要过烫，否则会损伤消化道黏膜，造成溃疡。

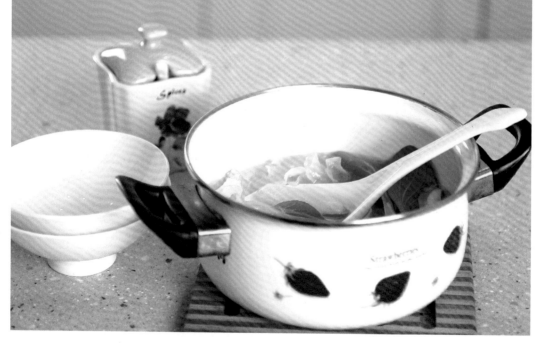

五色蔬菜汤

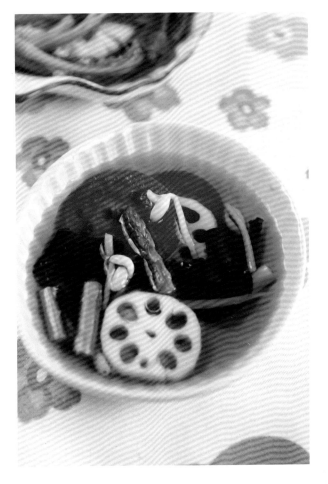

材料

芦笋、番茄、莲藕、黄豆芽、
水发木耳各50克，葱花少许。

调料

生抽、香油各5克，盐、胡椒粉
各适量。

做法

1 将各材料分别洗净，芦笋切
小段，莲藕、番茄切片。

2 锅中倒油烧热，下葱花煸
香，倒入生抽和适量水烧
开，放入各材料煮5分钟，加
盐、胡椒粉调味。

3 盛入汤碗中，淋香油即可。

健康笔记

● 此汤由不同颜色的蔬菜搭配而成，常饮不仅
能补益五脏，满足营养需求，而且低热量、
高膳食纤维，能起到清热凉血、降脂减肥、
净化身心的作用，对美容润肤、提高免疫
力、保护心血管、预防"三高"十分有益。

● 五色蔬菜汤男女老少皆宜，可根据季节选择
不同的时令蔬菜，灵活组合搭配。

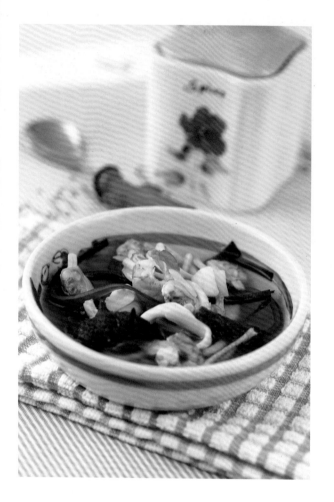

海味鲜汤

材料

海带、海参、红虾仁、鱿鱼、花蛤各50克，姜丝适量。

调料

盐、胡椒粉各适量。

做法

1 海带洗净，切成丝；海参切块；红虾仁去虾线，洗净；鱿鱼切成圈；花蛤入沸水锅焯烫开壳，取肉，洗净。

2 锅中倒入油烧热，下姜丝炝锅，放入各海鲜食材煸炒2分钟，加水煮沸，撇去浮沫，改小火煮5分钟，放入盐、胡椒粉调味即成。

健康笔记

- 海参、虾是补虚助阳的好食材，鱿鱼、花蛤有滋阴养血的功效，海带则能清热解毒、泻下通肠、软坚散结。

- 此汤五色俱全，补益五脏，滋阴壮阳，男女食用均有益，老年人食用可延缓衰老。

- 此汤高蛋白、低脂肪，营养充足又绝不油腻，适合体虚肥胖者常食。

坚果鸡蛋羹

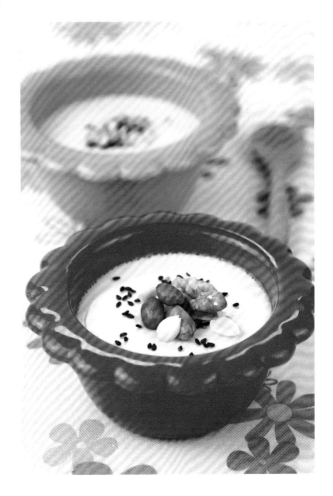

材料

鸡蛋2个，黑芝麻、花生、开心果、核桃仁、甜杏仁各适量。

调料

盐、淀粉各适量。

做法

1 黑芝麻、花生、开心果、核桃仁、甜杏仁分别炒熟备用（也可捣碎）。

2 鸡蛋打入蒸碗中，放入盐、淀粉和适量温水，搅打均匀。

3 蒸锅上火烧开，放入蒸碗，大火蒸10分钟，取出，撒上各种坚果，调匀食用。

健康笔记

● 此羹能量较高，营养全面，口感丰富，可作为早餐食用，保证全家人一上午都能精力充沛，活力满满。

● 如果家中有牙齿不多的老人或6岁以下的孩子时，可把各种熟坚果用擀面杖碾压一遍，使其更细碎易嚼。

● 胆固醇、血脂、血糖偏高及肥胖者不宜吃太多。

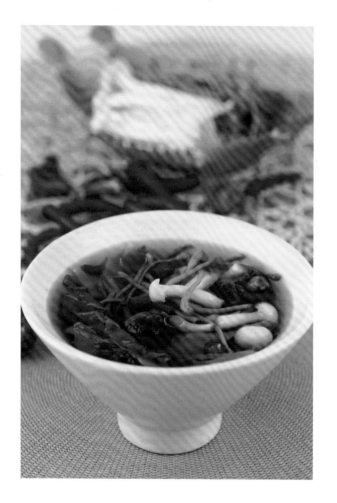

山野珍味汤

材料

鲜香菇、白玉菇、虫草花各50克，莴笋、苋菜各100克，辣椒1个，鸡高汤适量。

调料

生抽、米醋各10克，盐、香油各适量。

做法

1 莴笋去皮，洗净，切片；苋菜去根，洗净，切段；辣椒去蒂，切小段。

2 鲜香菇、白玉菇、虫草花分别洗净，改刀后入开水锅，焯烫一下捞出。

3 锅中倒油烧热，下辣椒炒香，倒入鸡高汤煮沸，放入鲜香菇、白玉菇、虫草花、莴笋、苋菜，煮2分钟，放入各调料调味即成。

健康笔记

- 多种颜色的菌菇、蔬菜搭配，调以鸡汤，营养丰富，味道鲜美，老少皆宜。
- 菌汤的味道越炖越香浓，包容性很强，也常当作火锅或清汤的汤底，可根据自己喜好加入各种肉、菜、面，味道都很好。
- 香菇鸡汤中的嘌呤含量较高，痛风患者不宜多吃。

豆腐蛋菜羹

材料

豆腐、鸭血各70克，鸡蛋1个，紫菜、香菜末各适量。

调料

盐、鸡精、胡椒粉、水淀粉各适量。

做法

1 将豆腐、鸭血分别切成丁，入开水锅焯水，捞出备用。

2 鸡蛋打入碗中，搅打成蛋液。

3 锅中放入豆腐、鸭血和适量水，煮沸后用水淀粉勾芡，煮至汤柔滑，倒入鸡蛋液，迅速搅动，再煮沸时放盐、鸡精、胡椒粉调味。

4 将汤盛入碗中，撒上紫菜、香菜末即成。

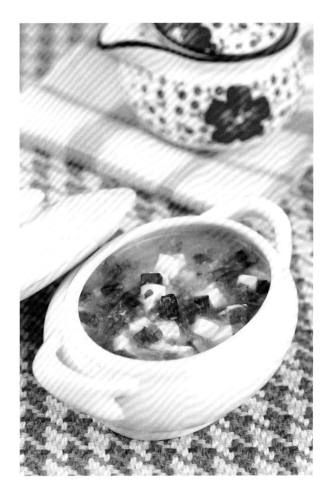

健康笔记

- 鸭血、豆腐也常被称为"红白豆腐"，质地软糯，常食可养五脏，补血虚，健脾胃，益气力，尤宜牙齿不全、消化功能较差的老人、幼儿食用。

- 有贫血、缺钙、骨质疏松、营养不良等症状者宜常吃此羹。

五色零点

除了一日三餐外，很多人还有加餐及吃夜宵等习惯，对于生长发育期的孩子、体力消耗大的青年人以及消化功能较差的中老年人来说，加餐都是很有必要的。

加餐多为制作方便快捷的零点，选材以谷物及干鲜果品为主，进食量不大，但同样需要五色俱全、营养均衡。下面的这些菜谱可以提供一些创意参考，你不妨根据家人的喜好来制作一道健康又养眼的"镇宅小零食"。

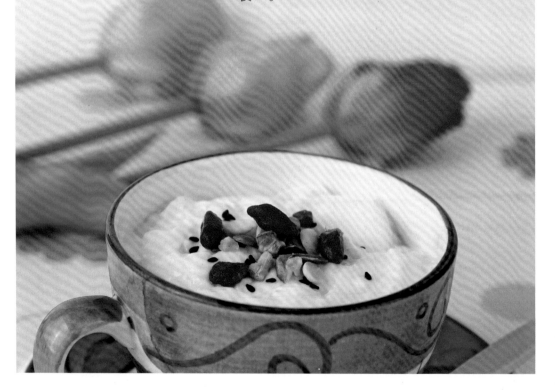

五色米糊

材料

糯米、黑米、小米、赤小豆、绿豆各100克。

调料

白糖适量。

做法

1 将各材料分别炒熟，共同研为粉，装入干净的瓶罐中，封盖保存。

2 每次取30克粉，放入碗中，加白糖拌匀，用沸水冲调成糊状即成。

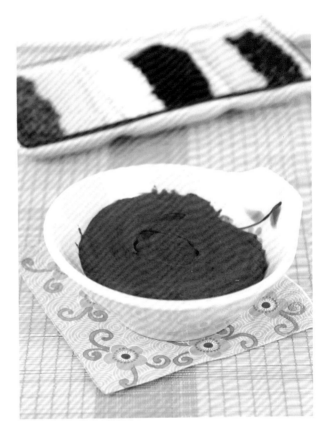

健康笔记

 加餐需要补充碳水化合物，以快速补充糖分，消除饥饿感。因此，谷物是加餐时的最佳选择。

通过不同颜色的谷物，可起到补益五脏、粗细搭配的作用，是非常健康的饮食养生法。

平时多打些谷物粉贮存，食用时非常方便。

也可以用牛奶来冲米糊，更有营养。

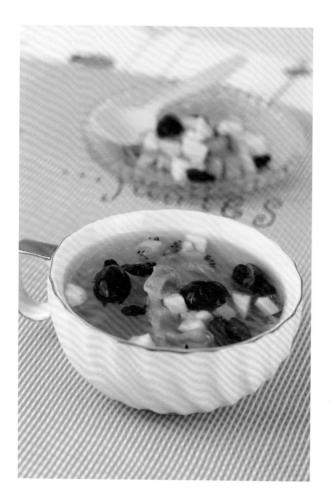

五彩银耳羹

材料
水发银耳 70 克，大枣 3 个，苹果、猕猴桃、紫葡萄干各适量。

调料
冰糖适量。

做法

1 大枣切半，去核；苹果、猕猴桃分别去皮，切成小丁；银耳撕成小朵，洗净。

2 锅中放入银耳和适量水，小火煮40分钟，放入大枣、葡萄干和冰糖，续煮10分钟。

3 盛入汤碗中，加入苹果丁、猕猴桃丁即可食用。

健康笔记

- 🔸 大枣、葡萄干含糖量较高，能快速补充能量，苹果、猕猴桃等鲜果能提供多种维生素，银耳则富含植物胶质和膳食纤维。

- 🔸 此羹能健脾益气、滋阴养血、润燥通肠、美容养颜、延缓衰老，男女老少皆宜。

- 🔸 干鲜果品的品种可根据季节调换，保证颜色多样对健康最为有益。

- 🔸 此羹放入冰箱冷藏一下口感更好。

五色冻酸奶

材料

酸奶 200 克，枸杞子、核桃仁、杏仁、黑芝麻、南瓜籽各适量。

调料

蜂蜜适量。

做法

1 将核桃仁、杏仁、黑芝麻、南瓜籽分别炒熟，核桃仁捣碎。

2 枸杞子用温水泡软。

3 将酸奶倒入碗中，放入枸杞子、核桃仁、杏仁、黑芝麻、南瓜籽，调入蜂蜜，拌匀食用。

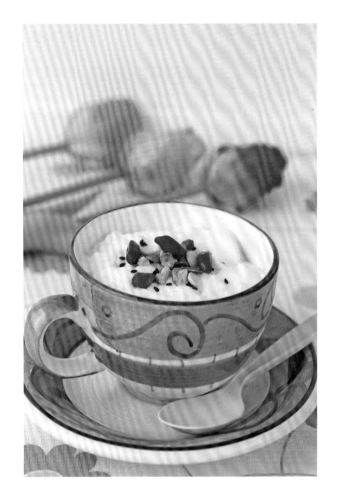

健康笔记

- 坚果类食物是植物的种仁，营养很丰富，多含植物油脂、蛋白质、多种维生素和矿物质，有益精润燥的功效，常食令人精力旺盛、容颜美丽、身体强健。

- 酸奶是补钙、通肠的营养佳品，在口味上与蜂蜜及干鲜果品是绝配，一起食用，好吃又健康。

- 在冰箱里冷藏后食用，口感更好。

八宝油茶

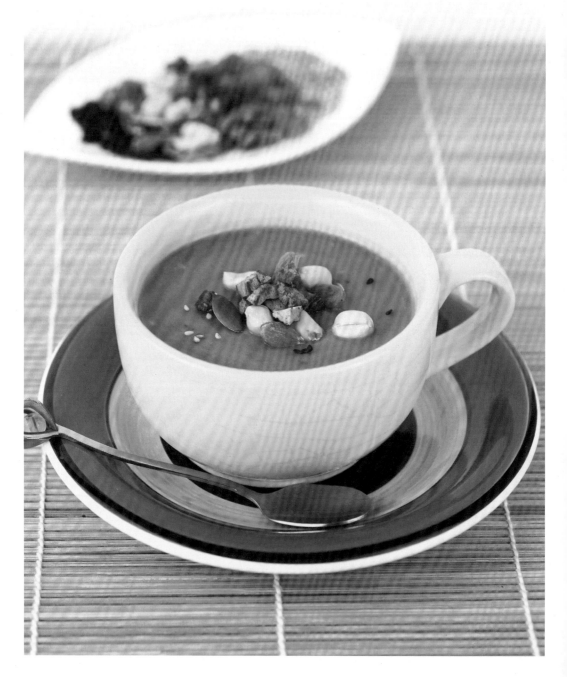

材料

面粉500克，花生仁、瓜子仁、白芝麻、黑芝麻、大枣、绿葡萄干各15克。

调料

白糖适量。

做法

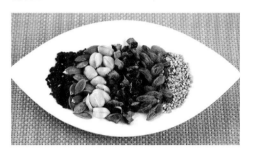

1 将花生仁、瓜子仁、白芝麻、黑芝麻分别炒熟；大枣去核，切碎；绿葡萄干洗净。

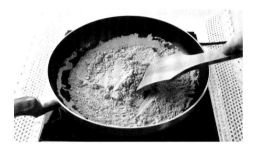

2 锅中倒油烧至四成热，放入面粉，小火炒熟，即为油炒面。装瓶封口保存。

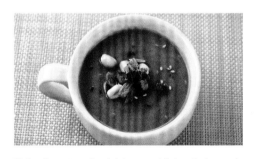

3 每次取30克油炒面，放入碗中，冲入沸水，调成面糊，放入花生仁、瓜子仁、白芝麻、黑芝麻、大枣、绿葡萄和白糖，拌匀即成。

健康笔记

● 油炒面一次多做一些贮存起来，每次制作特别方便快捷。

● 油炒面加上坚果类食物，热量相当高，抗饥饿、抗寒冷效果非常好，适合体能消耗大的青壮年、瘦弱的青少年及贫血虚弱者食用。在寒冷地区及寒冷季节里可有效御寒。

● 肥胖及糖尿病患者不宜多吃。

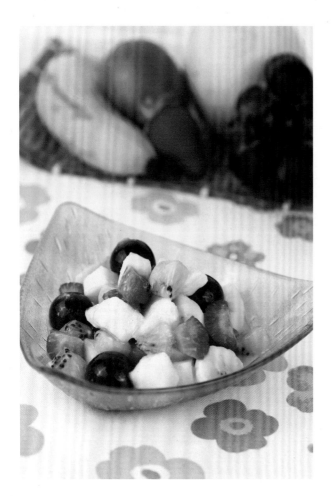

水果沙拉

材料

草莓、香蕉、梨、猕猴桃、黑葡萄各 50 克，酸奶 150 克。

调料

蜂蜜适量。

做法

1 黑葡萄洗净；草莓洗净，切成丁；梨、猕猴桃、香蕉分别洗净，去皮，取果肉，切成丁。

2 草莓丁、香蕉丁、梨丁、猕猴桃丁和黑葡萄都放入碗中，倒入酸奶和蜂蜜，充分拌匀即成。

健康笔记

● 一般沙拉都是用沙拉酱调制的，但沙拉酱的油脂含量偏高，并不适合肥胖、"三高"人群及心血管疾病患者。因此，用酸奶代替沙拉酱是非常好的选择。

● 在口味上，酸奶可以说是"百搭"的。可以选择当季常见的水果灵活搭配，保证五颜六色即可。

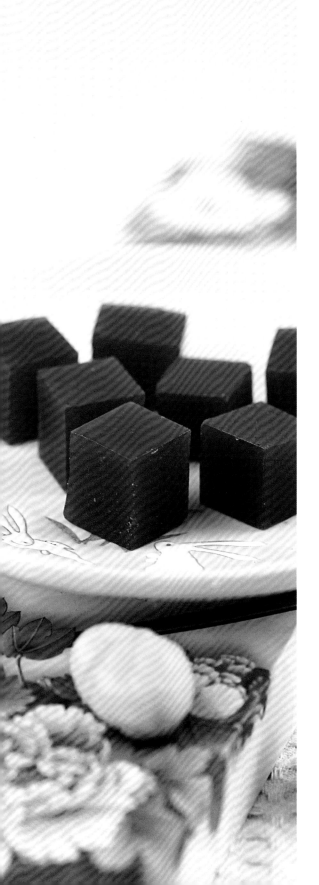

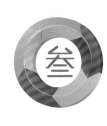

叁

敬老爱幼，
一老一小家中宝

老人食养延年益寿

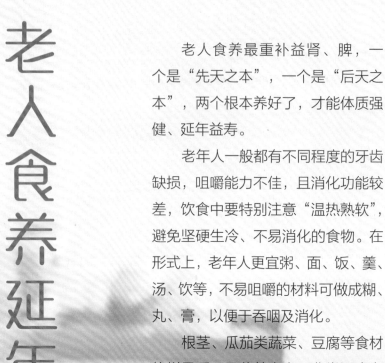

老人食养最重补益肾、脾，一个是"先天之本"，一个是"后天之本"，两个根本养好了，才能体质强健、延年益寿。

老年人一般都有不同程度的牙齿缺损，咀嚼能力不佳，且消化功能较差，饮食中要特别注意"温热熟软"，避免坚硬生冷、不易消化的食物。在形式上，老年人更宜粥、面、饭、羹、汤、饮等，不易咀嚼的材料可做成糊、丸、膏，以便于吞咽及消化。

根茎、瓜茄类蔬菜、豆腐等食材软烂易嚼，且营养丰富，非常适合老年人多吃。此外，老年人也不要过度食素，不吃肉类，动物性食物补益气血的效能还是强于植物性食物，应均衡摄入，不可偏废。

甘薯粥

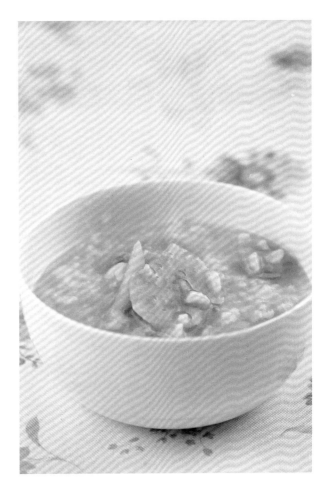

材料

红薯、糯米各100克。

调料

白糖适量。

做法

1 将糯米淘洗干净；红薯去皮，洗净，切块。

2 煮锅中放入糯米，加适量水烧开，撇去浮沫，改小火煮20分钟，放入红薯块，继续煮20分钟，至粥黏稠即成。吃时可放入适量白糖调味。

健康笔记

- 甘薯是富含膳食纤维的薯类，可健脾益气、促进运化，是精细主食的良好替代品。

- 甘薯粥可通肠胃，促排便，提高免疫力，对预防便秘、肥胖、大肠癌及高血压、高血脂、糖尿病等老年慢性病均有益。

- 糖尿病患者食用此粥就不要加白糖了。

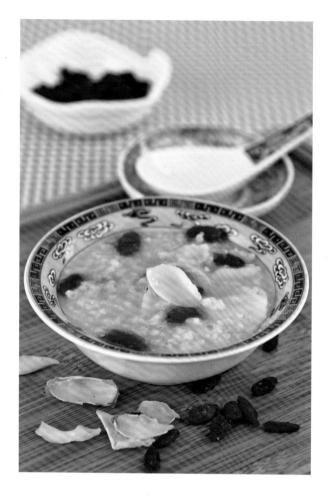

百合枸杞粥

材料

干百合15克，枸杞子10克，粳米150克。

调料

白糖适量。

做法

1 粳米淘洗干净，与百合一起放入砂锅中，加适量水，烧开，改小火，煮20分钟。

2 放入枸杞子，续煮15分钟，至粥稠，加糖调匀即成。

健康笔记

- 百合味甘，性微寒，入肺、心经，有养肺、润肺、宁心安神的作用。

- 枸杞子味甘，性平，入肾、肝经，有补肾益精、养肝明目的作用；还兼能降血脂、血糖。

- 此粥重在调补肺、肾，补养、抗病作用明显，能起到冬虫夏草的若干作用。

芡实粥

材料

芡实30克，粳米100克。

调料

蜂蜜适量。

做法

1 粳米淘洗干净，芡实捣碎。

2 砂锅中放入粳米和芡实，加入适量水烧开，改小火，煮30分钟，至粥稠。

3 将煮好的粥盛入碗中，晾温热，放入蜂蜜调匀即成。

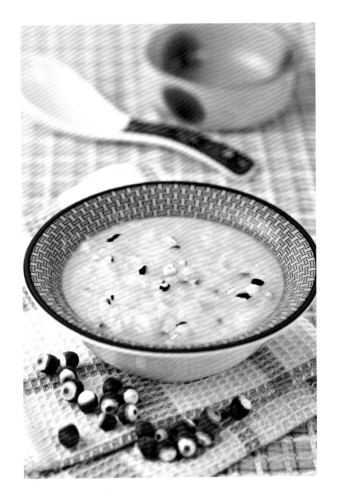

健康笔记

🔹 芡实味甘、涩，性平，入脾、肾经，有固肾涩精、健脾止泻的作用。

🔹 此粥适合消化不良，大便溏泄，小便不禁，遗精，带下，慢性肾病者食用。

🔹 食滞不化，大便干燥者不宜多食。

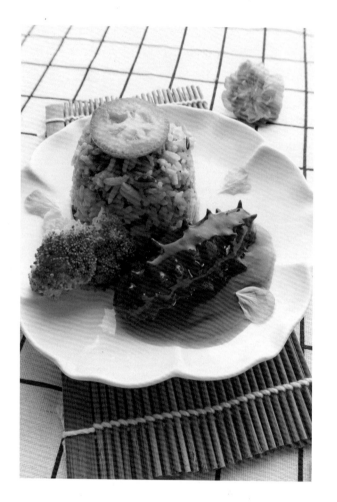

海参杂粮饭

材料

水发海参1个，西蓝花100克，葱段、姜片各20克，熟杂粮米饭适量。

调料

料酒10克，酱油、蚝油、淀粉各适量。

做法

1 西蓝花择成小朵，洗净，焯水断生后和熟杂粮米饭一起码放盘中。

2 锅中倒入油烧热，下葱段、姜片，炒出香味，倒入酱油和适量水烧开，放入海参、料酒，小火煮20分钟。

3 拣出葱段、姜片，放入蚝油，大火收汁，勾芡后也装盘即成。

健康笔记

- 海参也叫刺参，可补肾壮阳，益精填髓，其补益效果足敌人参，故名海参，自古就是名贵的滋补品，非常适合老年男性补益。

- 此饭适合体虚劳倦、疲惫乏力、精力不足、性功能下降、肾虚腰痛的中老年人食用。

- 海参营养价值高，且不含胆固醇，尤宜血压、血脂偏高的老年体虚者。

栗子羹

材料

栗子仁250克，红豆沙50克，琼脂10克。

调料

白糖、蜂蜜各30克。

做法

1 将栗子仁煮熟后捣烂成泥。

2 琼脂用温水泡软，放入煮锅中，加适量水，用小火煮融化，放入栗子泥、红豆沙和白糖，煮至浓稠，加蜂蜜，搅拌均匀后倒入容器中。

3 晾凉后放入冰箱，冷藏至凝固，取出，切块装盘即成。

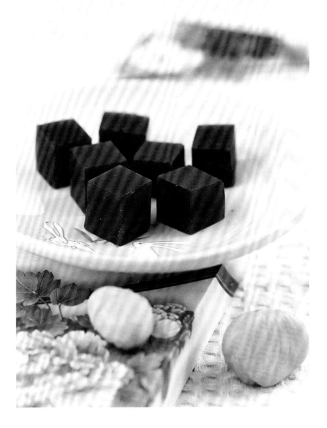

健康笔记

- 栗子有健脾益肾、补气生肌、强筋壮骨的功效，适合气虚体弱的老人、儿童常食。

- 此羹适合气短疲惫、腰酸背痛、腿脚无力、肌肤干皱、肌肉松弛下垂、骨质疏松、易骨折、脏器下垂、慢性腹泻者常食。

- 栗子直接食用较硬，做成羹更适合牙不好的老人、孩子。

- 腹胀、便秘者不宜多吃栗子。

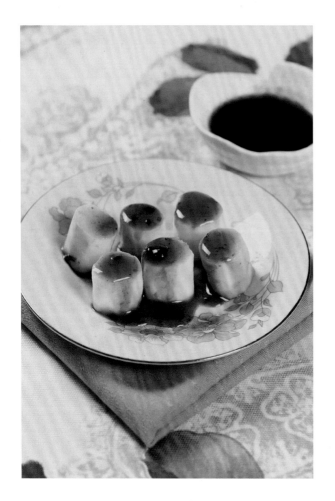

蓝莓山药

材料
鲜山药200克。

调料
蓝莓酱适量。

做法

1 将山药洗净，上蒸锅，大火蒸15分钟，取出，晾凉。

2 将蒸熟的山药去皮，切成小段，码放在盘中，淋上蓝莓酱即可。

健康笔记

- 山药益气健脾，养肺肾，补虚羸，对食少便溏、虚劳乏力、咳喘气短、肾虚腰痛、尿频者有益，最宜冬季补益。

- 蓝莓属于黑色食物，富含抗氧化物质，有防衰老、抗肿瘤、明目乌发、健脑益智的作用。

- 此菜适合中老年人养生、防病常食。

- 腹胀、便秘者不宜多吃山药。

鱼香松仁玉米

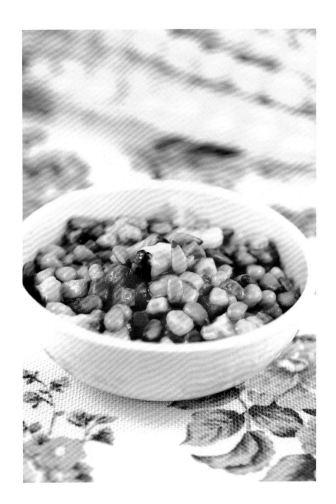

材料

草鱼肉150克，甜玉米、胡萝卜各50克，松子仁10克，葱花少许。

调料

料酒、淀粉各10克，盐、鸡精、香油各适量。

做法

1 将胡萝卜去皮，洗净，切成丁；草鱼肉切成丁，用料酒、淀粉抓匀，用开水汆熟；松子仁用温油炸至金黄色备用。

2 锅中放油烧热，下葱花煸香，放入各原料翻炒，加盐、鸡精调味，勾芡，淋香油，炒匀后出锅。

健康笔记

🔹 鱼肉补充蛋白质，胡萝卜可补血、明目，玉米健脾益气，松子仁是润肤、益智、抗衰老的佳品。

🔹 此菜色彩多样，荤素搭配，营养均衡，且细碎软烂，易咀嚼吞咽，家有老人、孩子时，常做此菜，老少都会喜欢。

🔹 松子仁有润肠通便的作用，腹泻者不宜多吃。

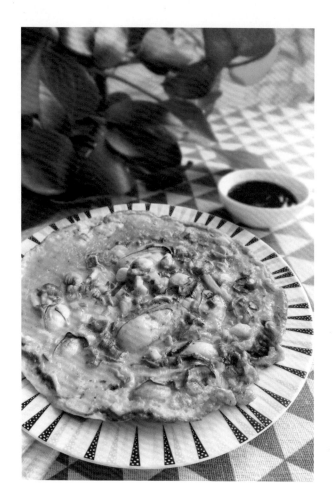

牡蛎煎蛋饼

材料

牡蛎肉100克，鸡蛋2个，香葱末30克。

调料

淀粉15克，胡椒粉、盐、甜辣酱各适量。

做法

1 牡蛎肉洗净，放入开水锅中焯烫一下，沥水，晾凉。

2 鸡蛋打入调理碗中，放入牡蛎肉、香葱末、淀粉、胡椒粉、盐，搅拌均匀。

3 平锅倒入油烧热，倒入牡蛎鸡蛋液，摊成蛋饼后盛出。吃时配以甜辣酱食用。

健康笔记

🔘 牡蛎肉和鸡蛋都是滋阴养血、益精填髓的好材料，常食可延缓衰老、健脑益智、润肤乌发、强壮骨骼。

🔘 此饼鲜香软糯，营养充足，尤其适合阴血亏虚、精力不足、腰酸腿软、智力衰退、白发干枯、性功能下降者食用，中老年人尤宜。

番茄烧茄子

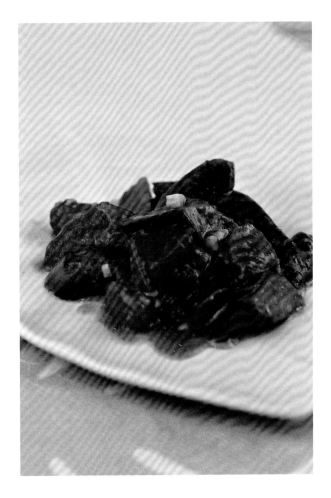

材料

茄子200克，番茄100克，蒜蓉
适量，葱花少许。

调料

酱油、白糖各10克，香油、盐、
鸡精各适量。

做法

1 番茄洗净，切大块；茄子洗
   净，去蒂，切滚刀块，用油
   略炸备用。

2 炒锅上火，倒入油烧热，下
   葱花炝锅，放入茄子和少许
   水翻炒，茄子炒软时放入酱油
   上色，放入番茄、白糖略炒，
   加香油、盐、鸡精调味，撒
   入蒜蓉炒匀出锅。

健康笔记

- 茄子是黑色食物，有清热解毒、抗氧化、抗
  衰老、防肿瘤的保健作用。

- 番茄富含维生素C和番茄红素，可提高免疫
  力，并对保护心血管、维护前列腺健康有特
  殊作用。

- 茄子有一种特殊的涩味，有些人不太喜欢，
  用蒜香味和酸甜味可以很好地掩盖这种味
  道，用油炸的方法也可以去除苦涩味。

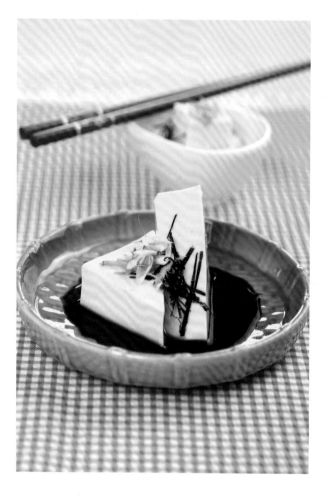

虾皮紫菜豆腐

材料

南豆腐200克，虾皮15克，紫菜适量。

调料

海鲜汁、蚝油、辣椒油各10克，白糖适量。

做法

1. 南豆腐切成3厘米厚、8厘米见方的大块，从对角线再切开成2个三角形块，码盘。
2. 紫菜切成细丝，和虾皮一起撒在豆腐上，淋辣椒油。
3. 海鲜汁、蚝油、白糖调成汁，倒入盘中即可。

健康笔记

- 豆腐是我国的传统美食。大豆在制成豆腐后，植物蛋白质的吸收率大大增加，营养价值有很大提高。
- 虾皮是含钙量最高的食物之一，对改善老年骨质疏松非常有益。
- 紫菜是黑色食物，有利水消肿、软坚散结、乌发明目、抗衰老、抗肿瘤的作用。
- 此菜味鲜软嫩，老人、儿童都很适合。

胡萝卜烧羊肉

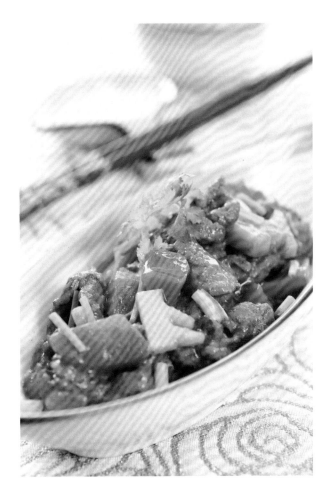

材料

净羊肉200克，胡萝卜100克，冬笋20克，姜片10克，香菜、葱花各少许。

调料

酱油、料酒各15克，盐、水淀粉、鸡精各适量。

做法

1 将冬笋洗净，切成片；胡萝卜洗净，切滚刀块；香菜择洗干净，切小段；羊肉切片后用酱油、料酒、淀粉抓匀。

2 锅中倒油烧热，下姜片、葱花煸香，放入羊肉炒变色，放胡萝卜、冬笋翻炒熟，加盐、鸡精调味，勾芡，放香菜出锅。

健康笔记

- 羊肉食性较温热，有温补脾肾、助阳暖胃、疗补虚损的作用，尤宜老年阳虚体弱、形体偏瘦、肢冷畏寒、腰脚无力者常食。

- 胡萝卜可滋阴养血、明目润肤，老年血虚、皮肤干皱、有眼疾者宜食用。

- 此菜偏温热，内热上火者不宜多吃。

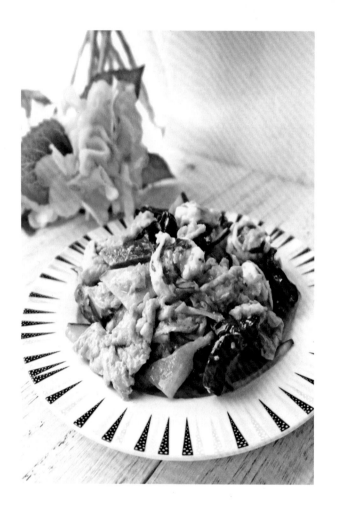

芙蓉虾仁

材料

虾仁100克，水发木耳、黄瓜各50克，鸡蛋2个。

调料

盐适量。

做法

1 将水发木耳择洗干净，虾仁挑去虾线，洗净，都焯熟。

2 黄瓜洗净，切片；鸡蛋打入碗中，搅匀成鸡蛋液。

3 炒锅倒入油烧热，倒入鸡蛋液滑散、炒熟，放入虾仁、木耳和黄瓜片，快速翻炒，加盐调味，炒匀即可。

健康笔记

● 虾仁、鸡蛋都是高钙、高铁、高蛋白食物，用于补钙、补血、加强营养效果显著。

● 虾能益肾、助阳气，鸡蛋能养血、滋阴液，木耳活血、化瘀滞。

● 此菜适合气血不足、营养不良、骨质疏松、腰脚无力、性能力下降的中老年人常食。

● 皮肤过敏、瘙痒者吃虾不要过量。

排骨萝卜汤

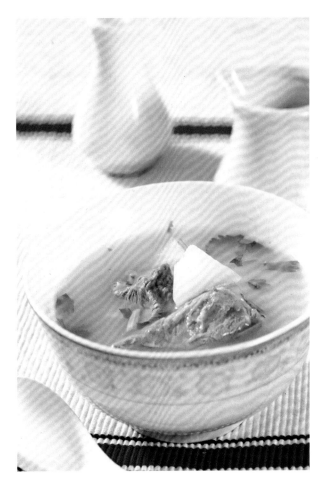

材料

排骨200克，白萝卜150克，葱段、姜片各10克，香菜段少许。

调料

料酒10克，盐适量。

做法

1 排骨剁小段，洗净，入沸水锅焯水后捞出；白萝卜去皮，洗净，切块。

2 煮锅中加适量水烧开，放入排骨、葱段、姜片，倒入料酒，改小火煮1小时，再放入萝卜、盐，继续煮15分钟，盛入碗中，撒上香菜段即可。

健康笔记

🔹 排骨可养阴补血，长肌肉，壮骨骼。白萝卜下气宽胸，有消除滞气的作用。

🔹 此汤可补益气血、强身健体、消除积滞、通气顺肠，适合血虚贫血、瘦弱痿软、骨质疏松、气滞郁结者多食。

🔹 萝卜可化解排骨的油腻，此汤既能强身，又不会积滞，特别适合老年人冬季补益。

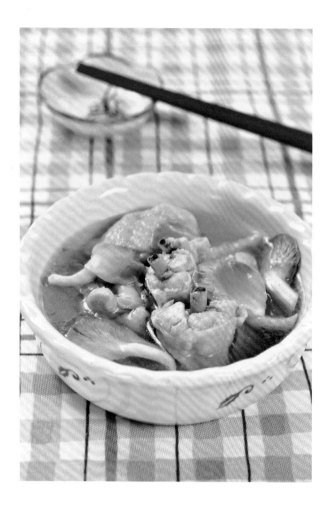

蘑菇清炖鸡

材料

凤尾菇100克，子鸡200克，葱段、姜片各10克。

调料

料酒10克，盐适量。

做法

1 子鸡洗净，剁成块，入沸水锅焯水，捞出后沥干；凤尾菇择洗干净。

2 砂锅中放入鸡块，加适量水，大火烧开，撇去浮沫，放葱段、姜片，倒入料酒，改小火煮30分钟，再放入凤尾菇，继续煮10分钟，加盐调味，即可盛出。

健康笔记

- 🔵 鸡肉可健脾益气，温中养血。蘑菇益胃气、强筋骨、增免疫。此汤适合气血两亏、虚羸乏力、食欲不振、筋骨痿软者食用。

- 🔺 体质虚弱的老人、孩子、孕产妇及疲劳倦怠者均宜多喝此汤，可起到养护气血、强健脾胃、扶正补虚、提高免疫力的作用。

- 🔺 鸡汤切忌太过油腻，以清汤为宜。

清炖甲鱼

材料

甲鱼肉250克，大葱、生姜各20克。

调料

料酒20克，白糖、盐、胡椒粉各适量。

做法

1 将甲鱼肉洗净，剁块，先焯烫一下去腥；大葱切成段；生姜切成片。

2 将甲鱼肉放入砂锅，加适量水煮沸，撇净浮沫，放葱段、姜片、白糖，倒入料酒，改小火炖煮1小时。

3 炖煮至肉烂时，拣去葱段、姜片，加盐、胡椒粉调味即可。

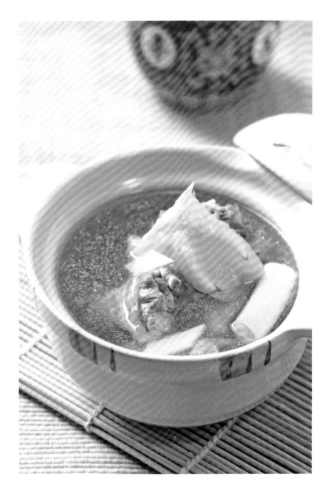

健康笔记

- 甲鱼可大补虚劳、滋阴养血，是传统的滋补品，适合阴血亏虚、形体瘦弱、疲惫乏力、久病体虚者食用。

- 老年人大病、手术后伤了元气，伤阴动血，在恢复阶段可饮此汤。甲鱼以裙边最为滋补，吃肉喝汤均宜。

- 孕妇及脾胃阳虚者不宜食用。

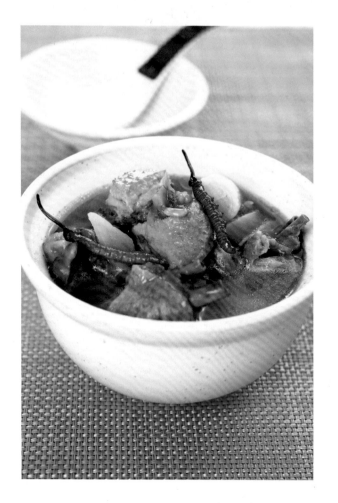

虫草老鸭汤

材料

老鸭 500 克，冬虫夏草 5 克。

调料

料酒、葱段、姜片各 15 克，盐适量。

做法

1 将老鸭洗净，切块，入沸水锅焯水后捞出。

2 将鸭肉块放入砂锅，加足水煮沸，撇净浮沫，放葱段、姜片，倒入料酒，改小火煮1小时，撇去浮油。

3 放入冬虫夏草，继续煮1小时，加入盐，再煮10分钟即可。

健康笔记

● 冬虫夏草补益肺、肾，是诸劳虚损的调补良药。鸭肉凉补气血，最宜体虚内热者滋补。

● 此汤有补虚益气、止咳化痰的作用，尤宜老人肺虚久咳、慢性支气管炎、肺癌及病后虚损者，有助于改善疲乏无力、动则气喘、咳嗽痰少、潮热盗汗等症状。

● 急性支气管炎、外感表邪者不宜食用。

冰糖核桃羹

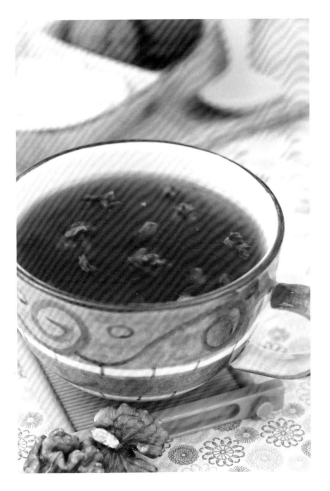

材料

核桃仁20克。

调料

冰糖15克，淀粉适量。

做法

1 将核桃仁捣碎，和冰糖一起放入锅中，加适量水，熬煮5分钟。

2 加淀粉勾芡后，倒入杯中搅匀即可。

健康笔记

- 核桃仁是老年人养生保健的常用材料，有补肾温肺、止咳平喘、润肠通便、健脑、通络、润肤、抗衰老等功效。

- 此羹润肺功能尤佳，适合肺燥、肺虚咳嗽、痰多、气喘者，老年人常饮还能预防大脑衰退、润泽肌肤、养发乌发、防治便秘。

- 热痰咳喘及腹泻、便溏者不宜。

孩子食养促成长

儿童食养可促进生长发育，让孩子胃口好，长得快，更聪明。在饮食上同样重在"补益肾脾、温热熟软"，这与老人食养的原则非常相似。但在食材的选择上，老人与儿童又有很大差异，一些适合老人的食材未必适合孩子，尤其是对中药材的添加，一定要慎之又慎，尽量以平和的日常食物补益为佳。

由于儿童脾胃功能较弱，非常容易出现积食、吐泻等消化不良的状况，因此，调理脾胃也是饮食重点。

此外，在搭配和造型上也要讲究色彩丰富、生动活泼，增加孩子的进食兴趣，让孩子不挑食、不偏食。

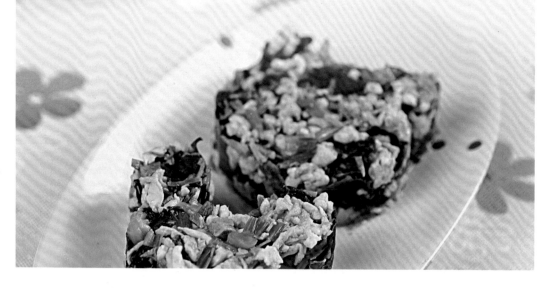

趣味汉堡

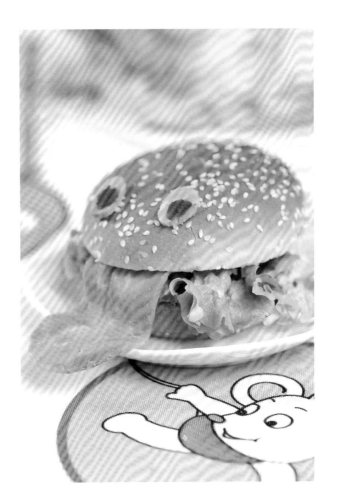

材料

汉堡坯1个，培根片3片，生菜叶1张，咸味的土豆泥、胡萝卜泥、紫薯泥各30克。

做法

1 把生菜洗净，改刀切成与汉堡坯大小相当的2片。

2 取1片铺在汉堡坯上，先在生菜叶上抹上一层胡萝卜泥，然后放上1片培根片，再抹上一层紫薯泥，放上另一片生菜叶，在第2片生菜叶上抹上一层土豆泥，再放上第2片培根片。

3 将第3片培根的一端修剪成半圆形，一半放在汉堡里，一半露在汉堡外边，做成小丑的舌头，放上汉堡坯的另一半，用培根的余料剪出2个圆片，做成小丑的眼睛，再将紫薯泥抹在2个培根小圆片上，做成小丑的眼珠，将培根小圆片摆放好即成。

健康笔记

制作汉堡比较简单，食材搭配组合可以随心所欲。菜肉俱全，能量充足，营养均衡合理，非常适合作为孩子的早餐。

普通的汉堡如果很难引起孩子的兴趣，不妨参考这样的方法做些造型上的变化，增加饮食的趣味性，让孩子胃口更好、吃得更多、心情更愉悦，对智力开发也有好处。

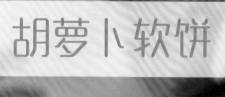

胡萝卜软饼

材料

面粉100克，鸡蛋2个，小葱、胡萝卜各30克。

调料

盐、白糖各适量。

做法

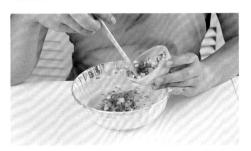

1 将面粉倒入碗中，打入鸡蛋，用打蛋器沿一个方向快速搅打均匀；胡萝卜洗净，去皮，和小葱一起切碎，倒入面糊中，加入白糖、盐，继续搅打成稀糊状。

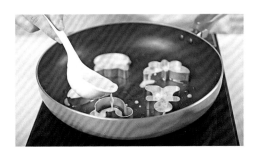

2 平底锅上火烧热，刷少许油，放上成形模具，把鸡蛋面糊倒入模具，煎至定型。

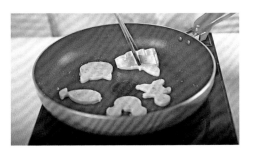

3 翻转模具，扣出鸡蛋饼，去掉模具，继续煎至两面呈金黄色即可。

健康笔记

🍳 鸡蛋是促进儿童生长发育必不可少的营养品，每天应保证1~2个鸡蛋。

🍳 有些孩子天天吃鸡蛋感到腻烦，这时就要多变变花样，除了煮鸡蛋，还可以做成煎鸡蛋、鸡蛋羹、鸡蛋饼、炒鸡蛋等。

🍳 胡萝卜对养护视力很有益处，加入鸡蛋中，味道也非常好。

牛奶水果饭

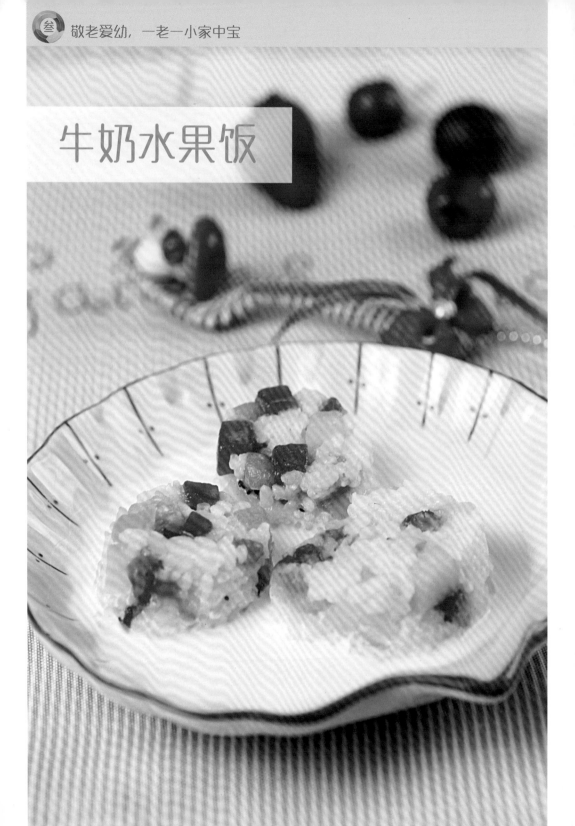

材料

熟米饭、牛奶各100克，哈密瓜、草莓、猕猴桃、山楂糕各30克。

调料

白糖适量。

做法

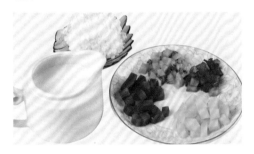

1 将哈密瓜、草莓、猕猴桃分别洗净，取果肉，切成丁；山楂糕也切成丁；熟米饭压散。

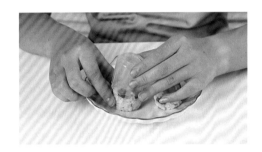

2 把熟米饭和各果料丁混在一起，搅拌均匀，盛入各种造型的成形器内，压制定型，然后将定型的水果饭扣在盘中，去掉成形器。

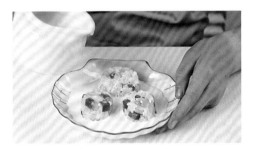

3 将牛奶加热，加白糖调匀，浇在水果饭上即可。

健康笔记

🌸 孩子们都喜欢水果的清香味道和酸甜口感，用来和米饭搭配，再调以高营养、高钙的牛奶，添加了奶香，让这道饭好吃、好看又健康。

🌸 新鲜的酸味水果可促进消化，山楂可化解饮食积滞，尤宜儿童食积、食欲不振、消化不良者。而搭配的主食和牛奶又能保证营养供应，不用担心营养不足。

酱肉菠菜塔

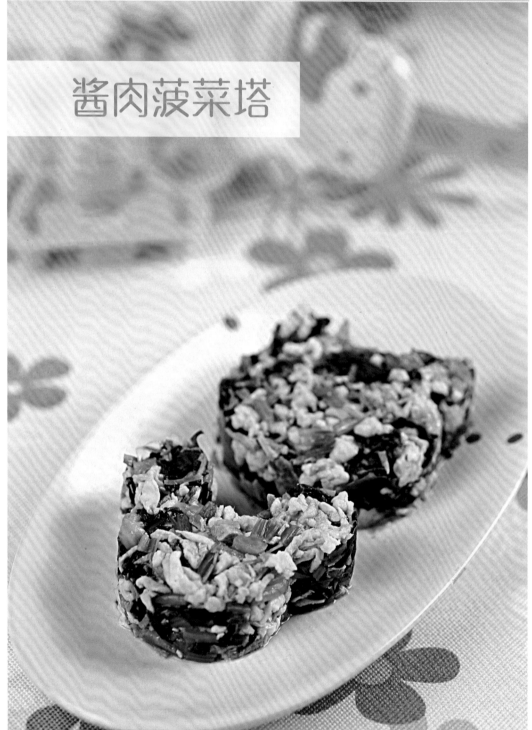

材料

菠菜200克，酱肘子肉50克，鸡蛋2个。

调料

香油、盐、白糖各适量。

做法

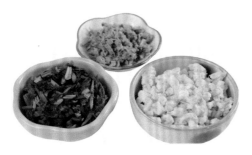

1 菠菜择洗干净，入沸水锅中焯熟后捞出，剁碎；酱肘子肉切碎；鸡蛋打成鸡蛋液，入炒锅炒熟，剁碎。

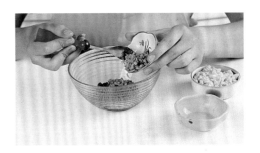

2 将以上准备好的材料一起放入碗中，加入盐、白糖，调入香油，充分搅拌均匀。

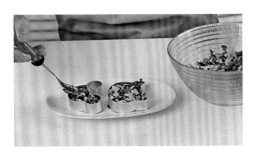

3 取平餐盘，把定型模具放在上面，填入拌好的菜肉，用勺将其压实、抹平，取下模具，可爱的菠菜塔就做好了。

健康笔记

● 鸡蛋是孩子每日必需的营养品；肉类补气血、壮骨骼、长肌肉，也是少年儿童不可缺少的食物；菠菜补血、清热、通肠，可避免孩子上火、便秘、燥渴。

● 把菜肉混合在一起，做成活泼有趣的造型，能让孩子兴味盎然、胃口大开，且好咀嚼，易吞咽，易消化，幼儿也能食用。

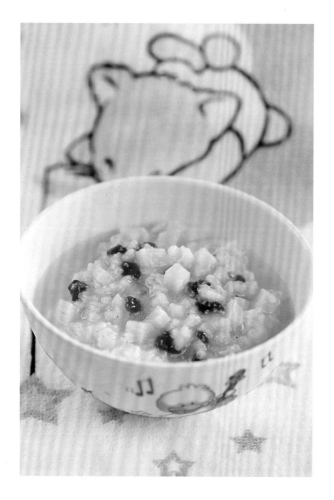

珠玉二宝粥

材料
鲜山药100克，薏苡仁、柿饼各30克，粳米60克。

调料
白糖适量。

做法

1 将山药洗净，去皮，切小丁；柿饼切碎末；薏苡仁研末成粉。

2 将粳米淘洗干净，与薏苡仁粉一起倒入锅中，加适量水烧开，改中火煮20分钟。

3 加入山药丁、柿饼、白糖，再继续煮10分钟，至粥稠即成。

健康笔记

- 🔺 薏苡仁健脾除湿，柿饼健胃涩肠、止吐泻，山药补气养阴、健脾止泻。

- 🔺 此粥是调理脾胃的传统食方，适合脾胃虚弱、食欲不振、面黄肌瘦、上吐下泻者，尤其对改善小儿厌食、消化不良非常有效。

- 🔺 大便秘结者不宜多吃。

山楂消食果

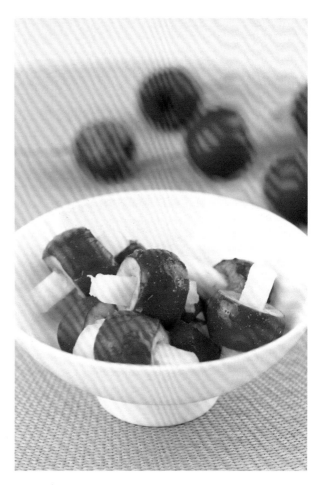

材料

山楂100克，秋梨100克。

调料

白糖、淀粉各适量。

做法

1 山楂洗净，切去两头，用筷子捅出山楂籽。

2 秋梨去皮，洗净，切成1厘米见方、4厘米长的小条，将梨条插入山楂中。

3 炒锅中放入适量水，加白糖煮化，放入秋梨山楂果，略煮，勾芡，挂匀芡汁即可出锅。

健康笔记

🔵 山楂是化食消积的良药，尤其善解肉食积滞，是缓解儿童食积的必备食物。

🔵 梨肉可清热生津，润燥止渴，适合肠胃积滞、胃热上火者多吃。

🔵 这道小点心可作为零食，让孩子在餐后常食，可起到促进肠胃运化、预防积食、畅通肠胃的作用。

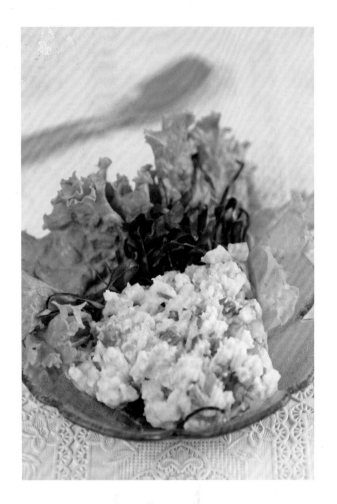

蔬果土豆泥

材料

土豆200克，苹果、胡萝卜各50克，生菜叶、紫甘蓝各30克。

调料

沙拉酱、白糖各适量。

做法

1 土豆洗净，上笼蒸熟，晾凉，去皮，捣成土豆泥。

2 苹果去皮、核，切丁；胡萝卜去皮，洗净，也切成丁。

3 土豆泥、苹果丁和胡萝卜丁放入调配碗，加入沙拉酱、白糖搅拌均匀，制成土豆泥沙拉。

4 生菜叶洗净，铺盘底；码上清洗干净、切成丝的紫甘蓝，倒上做好的土豆泥沙拉即成。

健康笔记

● 土豆是薯类食物，可以作为主食的替代品。搭配色彩丰富的蔬菜、水果，有五脏俱补的效果。

● 沙拉酱中的蛋白质、油脂含量丰富，热量及营养也十分充足，这道土豆泥沙拉可作为早餐食用，也适合在孩子外出时作为携带的便餐。

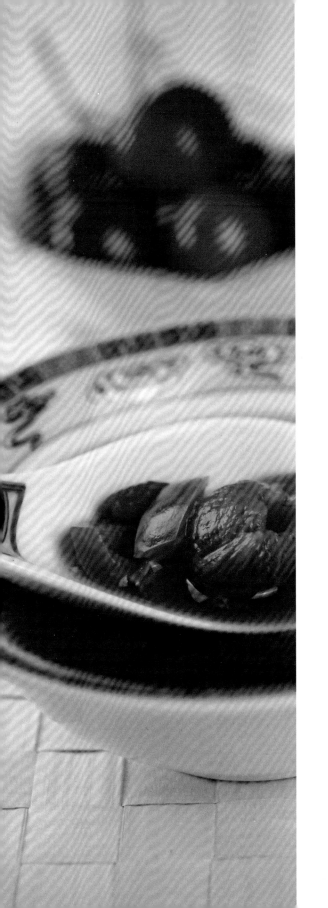

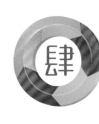

肆

饮食男女，
吃出美丽与强壮

呵护女性更美丽

女性的美丽来自于内在的健康，当五脏调和、心平气顺时，女性才会容光焕发、体态优美，也很少罹患妇科疾病。

外在的容貌是内在健康的直接反映：脾不足，则面色萎黄、肌肤失养、肌肉不丰；心不足，则面色苍白、晦暗无光、慵懒无神；肝不足，则疮疹丛生、色斑多发、面色青黑、眼目不明；肺不足，则肌肤粗糙、毛发干枯不润；肾不足，则毛发早白、容易早衰。

所以说，女性养颜就是养五脏，饮食内养胜于一切外在的保养，而且更安全、更健康、更自然、更便宜。

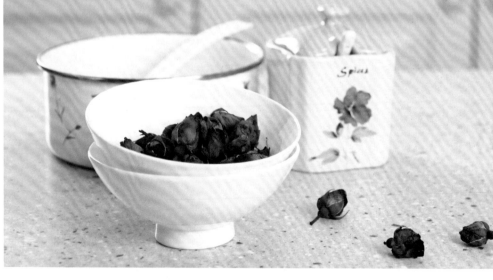

玫瑰奶茶

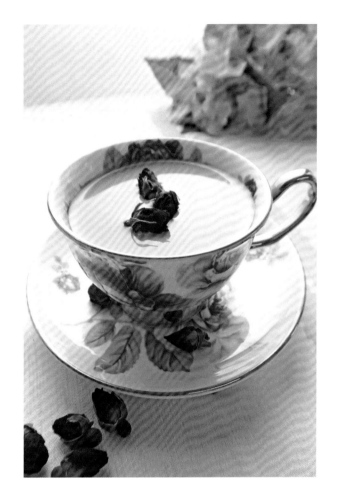

材料

红茶5克，姜片10克，牛奶200克，玫瑰花3克。

调料

红糖20克。

做法

1 将红茶、姜片、玫瑰花放入砂锅中，加适量水，煎煮20分钟，滤渣，取300毫升茶汤。

2 把牛奶兑入茶汤，加入红糖，搅匀，分2次饮用。

健康笔记

🔹 姜可暖中祛寒，红茶温养脾胃，红糖补血活血，玫瑰花理气通络，牛奶益气养阴。

🔹 此茶可温暖脏腑，活血化瘀，畅通气血、经脉，祛寒止痛。适合手脚冰凉、虚寒宫冷、月经不调、小腹冷痛、痛经女性饮用。

🔹 此茶有活血作用，月经量过多者及孕妇勿饮。

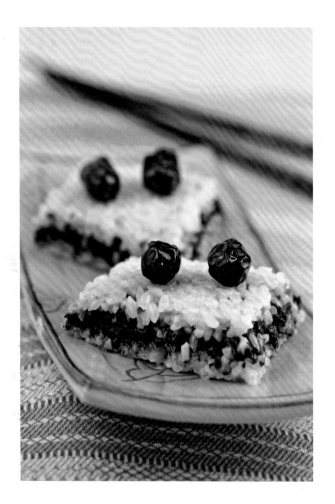

红糖枣泥糕

材料

糯米250克，红枣100克。

调料

红糖、蜂蜜各30克。

做法

1 糯米淘洗干净，浸泡至能用手捏碎的状态，上蒸锅，大火蒸1小时，取出晾凉。

2 红枣煮熟，取几个用蜂蜜浸泡，制成蜜枣，其余的红枣去核后捣成泥，加红糖调成枣泥馅。

3 把寿司卷帘放在案板上，铺1张保鲜膜，先取糯米饭铺在上面，压平整，再抹上枣泥馅，把卷帘从中间对折，压实压平，去掉卷帘和保鲜膜切成形，码上蜜枣即成。

健康笔记

- 常食此糕，能补气养血，健脾和胃，养颜防衰，养心安神，尤宜血虚贫血、面色苍白或萎黄、血瘀多斑、体形瘦弱、倦怠乏力、经量偏少的女性食用。

- 此糕放冰箱冷藏后更好吃。

- 积滞、湿热、上火者不宜多吃。

红豆玉米饼

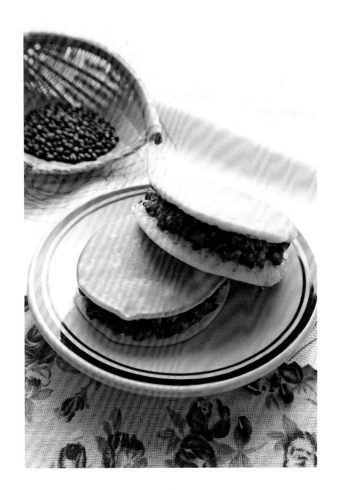

材料

赤小豆100克，玉米粉、面粉各100克，鸡蛋2个。

调料

红糖50克，泡打粉3克。

做法

1 赤小豆洗净，放入高压锅中，加适量水，煮40分钟，出锅后加入红糖，捣烂，制成红豆沙。

2 将玉米粉、面粉和泡打粉放入面盆中，打入鸡蛋，加适量水，搅拌均匀成面糊，静置30分钟。

3 不粘锅上火，放入圆形模具，倒入适量面糊，煎成小圆饼。

4 用两片饼夹入红豆沙即成。

健康笔记

🔘 赤小豆可清热解毒、健脾除湿、养颜瘦身，有"久食瘦人"的说法。玉米粉是健康粗粮，富含有益肌肤的B族维生素。鸡蛋滋阴养血，蛋白质、脂肪及矿物质均充足。

🔘 女性常以此饼替代主食，可使肌肤光泽柔嫩，消除湿热水肿，让身材更窈窕，皮肤更紧致。

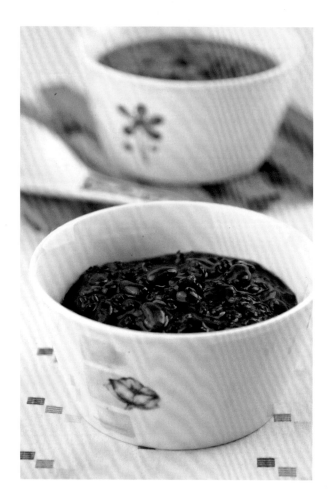

黑豆紫米粥

材料

紫米100克，黑豆30克。

调料

红糖适量。

做法

1 黑米、黑豆分别淘洗干净，浸泡涨发。

2 煮锅中放入黑米、黑豆，加适量水，大火烧开，撇去浮沫，改小火煮至豆烂粥稠。

3 食用时调入适量红糖，拌匀即可。

健康笔记

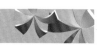

- 紫米和黑豆都是黑色的粗杂粮，补肾益肝、滋阴补血的效果好，也有不错的健脾除湿效果，常食可防老抗衰、乌发养颜、养血排毒，是健康养生的理想材料。

- 中老年人、更年期妇女以及有血虚贫血、白发早生、便秘者尤宜食用。

- 黑豆粗纤维含量高，腹泻、腹胀、便溏者不宜多吃。

生滚猪肝粥

材料

猪肝50克，粳米100克，香葱末少许。

调料

料酒、淀粉、盐、鸡精各适量。

做法

1 将猪肝洗净，切片后用料酒、淀粉抓匀上浆。

2 粳米淘洗干净，放入锅中，加适量水，煮30分钟，至粥成，放入猪肝滑散，再煮沸，加盐、鸡精调味，撒上香葱末即可。

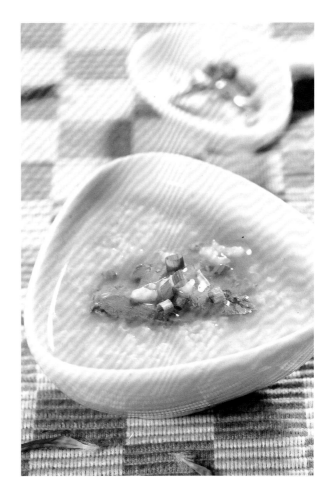

健康笔记

🔘 猪肝是养肝补血、益精明目的常用食材。此粥适合肝肾不足、血虚贫血、面色萎黄或苍白、视力衰退的女性常食。

🔘 鸡肝、鸭肝、羊肝等其他动物肝脏也有类似的补血效果，均可选择。

🔘 猪肝的胆固醇含量偏高，高脂血症者不宜多吃。

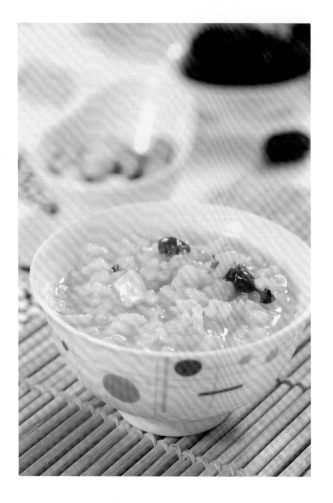

茯苓桃花粥

材料

茯苓15克，桃花10克，大米150克。

调料

冰糖适量。

做法

1 将茯苓、桃花装入调料袋，置于砂锅中，加适量水，小火煎煮30分钟。

2 取出调料袋，放入淘净的大米和冰糖，续煮30分钟，至粥稠即可。

健康笔记

🔵 茯苓可美白肌肤，健脾除湿。桃花可活血化瘀、泻下通便、利水消肿，古籍说它"美容颜，细腰身"，是女性美容养颜之宝。

🔵 常食此粥可清除毒素、缓解便秘、色斑及疮疹，使肌肤白里透红，面似桃花，身材更窈窕轻盈。

🔵 此粥泻下作用较强，腹泻、便溏、经血量多者及孕妇均不宜。

美容肉皮冻

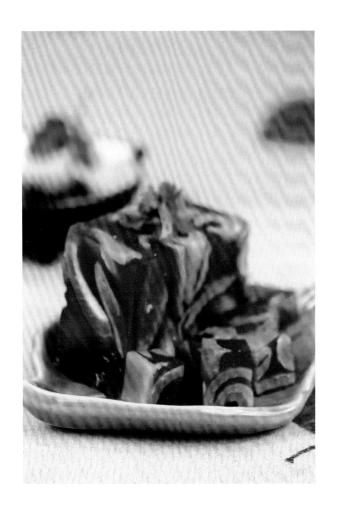

材料

猪皮500克，葱段、姜片、蒜瓣各20克。

调料

酱油、料酒各20克，花椒、大料、桂皮、盐各适量。

做法

1 将猪皮刮净毛，洗净，放入沸水中焯2分钟，捞出晾凉，剔除猪皮的肥油，切成块。

2 葱段、姜片、蒜瓣、花椒、大料、桂皮装入调料袋中。

3 锅中放入猪皮，加适量水煮沸，撇净浮沫，倒入酱油、料酒，放入调料袋，改小火煮约1小时，拣出调料袋，加盐调味，大火收浓汤汁。

4 将猪皮汤倒入容器中，冷却后放入冰箱，至凝固成冻，取出，切成小块，装盘即成。可依口味蘸调料食用。

健康笔记

🔘 猪皮中的动物胶质富含胶原蛋白，具有润泽肌肤的作用，常食可使皮肤细腻光洁、红润健康，是皮肤粗糙、面容多皱、毛发干枯者理想的美容品。

🔘 猪皮冻可以一次多做一些，冷藏保存，食用起来很方便。

🔘 猪皮热量、脂肪含量均较高，肥胖、血脂偏高者不宜多吃。

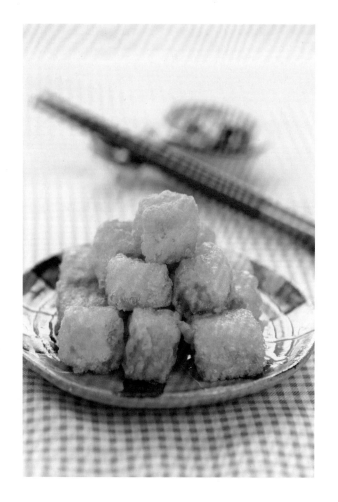

炸脆皮豆腐

材料

豆腐250克。

调料

番茄酱20克，干淀粉、花椒、盐、胡椒粉各适量。

做法

1 将豆腐切成3厘米见方的块。

2 花椒焙干后研成粉，与胡椒粉和盐混合成椒盐。

3 将椒盐和番茄酱分别放入味碟中备用。

4 锅中倒入200毫升油，烧至五成热，把豆腐块均匀粘一层干淀粉后，一块一块地下入油锅中，炸至金黄色捞出，沥油，装盘。

5 食用时依个人口味，蘸椒盐或番茄酱即可。

健康笔记

🔺 豆腐中的大豆异黄酮又被称为"植物雌激素"，能双向调节女性内分泌，雌激素不足时可补充，过多时可抑制，女性常食，能平衡雌激素、预防妇科疾病。

🔺 常食此菜还可健脾益气，补钙壮骨，美白润泽肌肤，减少干燥皱纹。

🔺 痛风患者不宜多吃豆腐。

焗酿香菇

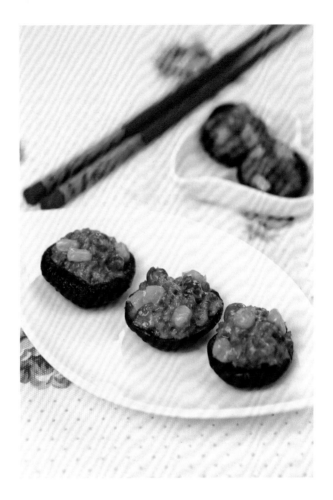

材料

水发香菇、猪肉馅各100克，豌豆、玉米各30克，葱末少许。

调料

蚝油、生抽各15克，姜粉、盐、鸡精、水淀粉各适量。

做法

1 将猪肉馅、豌豆、玉米放入调配碗中，加入葱末和所有调料，拌匀成馅料；水发香菇去蒂，洗净。

2 将馅料蘸少许水淀粉，填入香菇，周围刷匀一层油后码放到烤盘中。

3 将烤盘放入预热的烤箱，设定温度210℃，上下火，烤制5分钟，取出烤盘，再刷些油，放入烤箱，继续烤10分钟即成。

健康笔记

- 这道菜由菌、豆、谷、肉共同构成，色彩丰富，营养多样，口感也非常好。

- 此菜有健脾养胃、益气养血的作用，适合脾胃虚弱、食欲不振、贫血、疲倦劳累、骨质疏松者，女性常吃可润肌肤、美容颜、强筋骨，更年期女性食用可改善不适症状。

- 香菇含嘌呤较高，痛风患者不宜多吃。

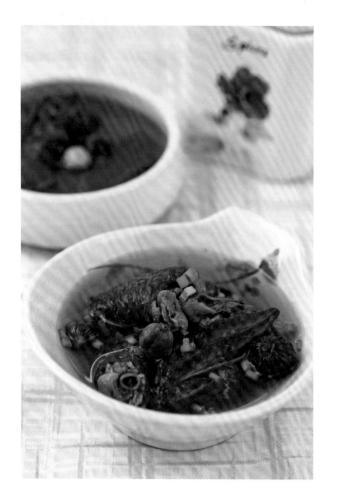

炖乌鸡汤

材料

乌鸡500克，葱段、姜片各20克，香葱末少许。

调料

料酒、酱油各15克，草果、豆蔻各10克，盐适量。

做法

1 将乌鸡剁成小块，焯水后清洗干净。

2 将豆蔻、草果炒出香味后放入汤锅，加入适量水，放入乌鸡块，煮沸后撇去浮沫。

3 倒入料酒和酱油，放入葱段、姜片，改小火煮1.5小时，至肉烂汤浓，拣出葱段、姜片，加盐调味后盛入汤碗中，撒上香葱末即可。

健康笔记

- 🔺 乌鸡的营养价值远高于普通鸡，是我国特有的药用珍禽，尤宜女性补益。

- 🔺 此汤有温脾止泻、养血补虚、美容养颜的功效，适合血虚体弱、月经不调、畏寒怕冷、面色萎黄、手脚冰凉、四肢倦怠、形体消瘦、大便溏泻、产后体虚者食用。

- 🔺 感冒发热、咳嗽多痰或湿热内蕴者不宜。

莲藕排骨汤

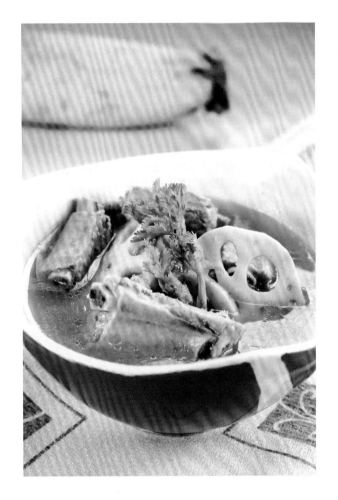

材料

排骨200克，莲藕150克，葱段、姜片、蒜瓣各20克，香菜段少许。

调料

料酒15克，白糖10克，盐适量。

做法

1 将排骨切小段，焯水，洗净；莲藕去皮，洗净，切块，泡水备用。

2 锅中放入清水和排骨烧开，撇去浮沫，加料酒、白糖、葱段、姜片、蒜瓣，改小火1小时，拣出葱段、姜片、蒜瓣，放入藕块和盐，续煮30分钟，至排骨软烂，盛入汤盆，撒上香菜段即可。

健康笔记

- 排骨含有大量蛋白质、磷酸钙、骨胶原、骨粘蛋白等，是补钙壮骨、丰满肌肉、填髓生血的营养食材。

- 排骨搭配健脾养血的莲藕，可补中益气，滋阴润燥，补虚强身，壮骨生肌，尤宜体虚乏力、神疲劳倦、瘦弱贫血、骨质疏松者，也非常适合女性孕产期及更年期调养身体。

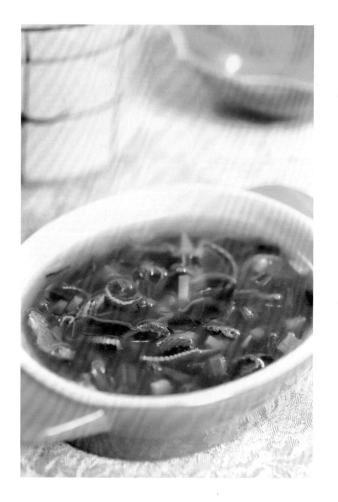

鳝鱼菠菜汤

材料

鳝鱼肉100克，菠菜50克，姜丝适量。

调料

料酒15克，生抽、盐、水淀粉、香油各适量。

做法

1 将菠菜洗净，切成段；鳝鱼肉切丝，用料酒抓匀备用。

2 锅中倒少许油烧热，下姜丝炝锅，加适量水烧开，放入鳝鱼划散，开锅后放入菠菜，加生抽、盐调味，用水淀粉勾芡，盛入汤碗，淋香油即可。

健康笔记

- 鳝鱼能补气养血、温阳健脾、滋补肝肾、祛风通络，既能补血，又能活血化瘀。菠菜是含铁量较高的蔬菜，也是补血佳品，且有清热解毒、净肠通便的功效。

- 此汤适合血虚贫血、体弱乏力、便秘者食用，女性常食可使气色红润、眼睛明亮，有一定的美容、抗衰老作用。

银耳莲子羹

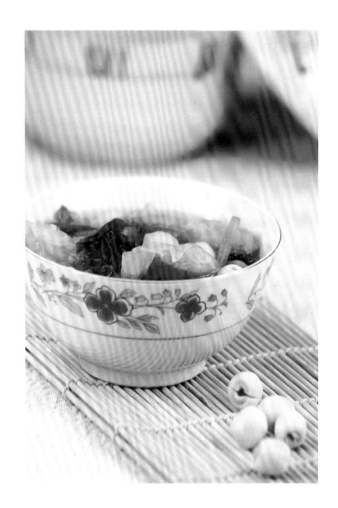

材料

去心莲子15克，水发银耳50克，菠菜100克。

调料

盐、鸡精各适量。

做法

1 莲子提前浸泡涨发；水发银耳去蒂，择成小朵，洗净；菠菜去根、洗净，入沸水锅焯烫一下，捞出备用。

2 莲子放锅中，加适量水，煮沸后改小火煮1小时，放入银耳，继续煮30分钟，放入菠菜，再煮沸时加鸡精、盐调味即可。

健康笔记

- 银耳是滋阴润燥、美肤养颜、净肠排毒的好材料；莲子可健脾益胃、止泻止带；菠菜养血润燥、清热解毒。
- 此羹有补益气血、润肤美容、养心安神的作用，尤宜气血不足、阴虚内热、口渴烦躁、心神不安、肌肤粗糙干痒、女性带下者食用。

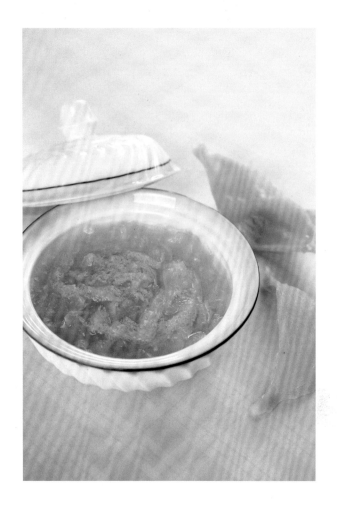

冰糖燕窝羹

材料
燕窝5克。

调料
冰糖20克。

做法

1 将燕窝用温水浸泡至松软，择去燕毛，洗净，沥干，撕成细条。

2 锅中加适量水，下入冰糖，小火烧开至冰糖溶化，再放入燕窝，继续煮30分钟即可。

健康笔记

● 此羹是民间传统的滋阴良方，可增强体质，润燥养颜，尤其适合女性阴虚肺燥、咳嗽津干、皮肤粗糙不润、早衰多皱、免疫力差者常食。

● 燕窝不是越贵越好，以较为洁白的白燕品质最佳。血燕昂贵又易造假，购买需谨慎。

● 肺胃虚寒、湿痰停滞及有表邪者不宜。

樱桃桂圆羹

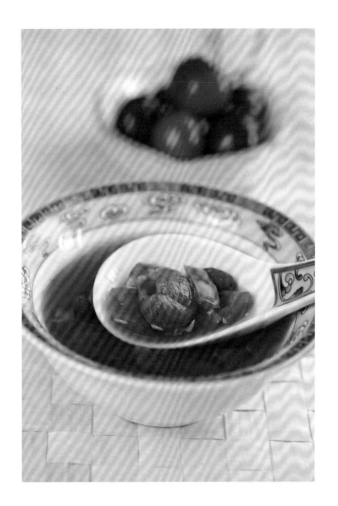

材料

桂圆肉10克，樱桃100克，枸杞子5克。

调料

白糖适量。

做法

1 将樱桃清洗干净，取果肉，切成丁。

2 砂锅中放入桂圆肉、枸杞子，加适量水烧开，改小火煮20分钟后，放入樱桃丁和白糖，继续煮5分钟即可。

健康笔记

 桂圆肉也叫龙眼肉，是补益心脾、养血安神的常用材料。樱桃含铁丰富，可补血养颜，红润气色。枸杞子补益肝肾、益精养血，是保健良药。

 此羹适合肝肾不足、体虚乏力、血虚苍白或萎黄、肌肤失养、容颜早衰、神经衰弱者食用，尤宜女性调养补益。

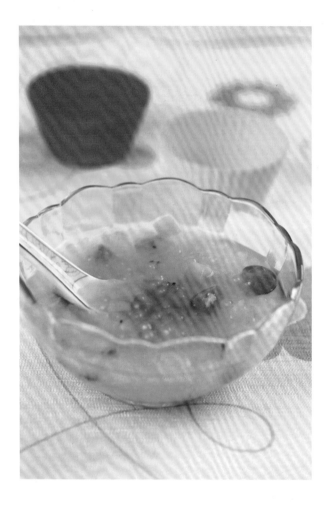

西米水果捞

材料

西米30克，芒果、哈密瓜、樱桃、猕猴桃各50克。

调料

冰糖适量。

做法

1 将所有水果洗净，分别切丁备用；西米用水泡软。

2 锅中倒入西米，加适量水，大火烧开，改小火煮至西米透明、黏稠，放入各水果丁和冰糖，略煮。

3 把煮好的西米水果捞倒入碗中，晾凉，放入冰箱冷藏一段时间再食用口感更好。

健康笔记

- 西米是由椰树提取物加工制成的米粒状淀粉食物，其白净滑糯，营养丰富，有"美容米"之称。

- 西米搭配富含糖类、果胶、柠檬酸等营养的新鲜水果，可增强净化肌肤、补水润泽、改善气色、排毒瘦身的作用。

坚果芝麻糊

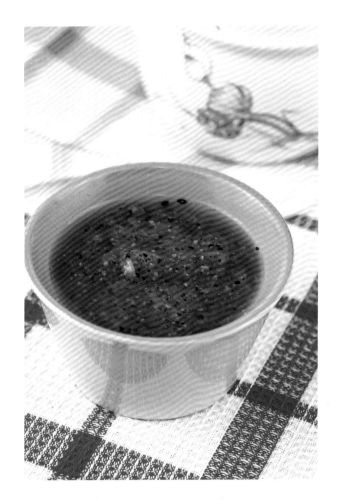

材料

黑芝麻100克，花生仁、甜杏仁、核桃仁各50克。

调料

白糖、淀粉各适量。

做法

1 将各材料分别炒熟，再共研成粉，装瓶保存。

2 每次取20克混合粉，放入奶锅中，加适量水搅匀，加热煮沸后放入白糖，用淀粉勾芡成糊状即可。

健康笔记

- 各类坚果仁都富含植物油脂、蛋白质及钙、铁、锌等矿物质，营养及热量均很充足。

- 此糊有补肝益肾、润肠通便、润肺止咳、养颜美容的功效，尤宜贫血瘦弱、骨质疏松、肠燥便秘、肺燥咳喘、皮肤干皱瘙痒、面色晦暗多斑、毛发干枯早白者常食。

- 此糊多脂滑肠，肥胖及大便溏泻者不宜多吃。

关爱男性更强壮

中青年男性往往认为自己足够健康而忽视日常保健。其实，男人被赋予更多的社会责任，常常压力更大，体力及脑力消耗更多，再加上烟酒等不良习惯较多，更容易出现亚健康及早衰、早病现象，因此，男人需要更多的关心和爱护。

男人保养重在"养肾精"，这有助于男性快速缓解疲劳，保持旺盛精力，骨骼、肌肉更为强健，并能提高免疫力，预防各类慢性疾病。

男性饮食还应注意营养均衡，大鱼大肉、油腻荤腥不宜太过，一定要搭配杂粮、蔬菜及水果，才能促进肉类食物的消化吸收，保证代谢良好。

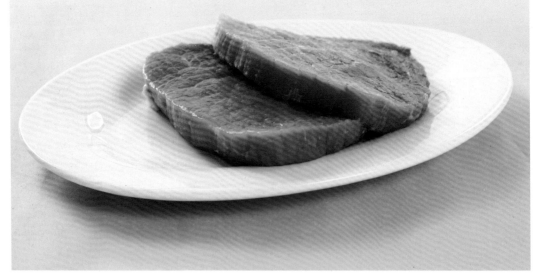

海鲜炒饭

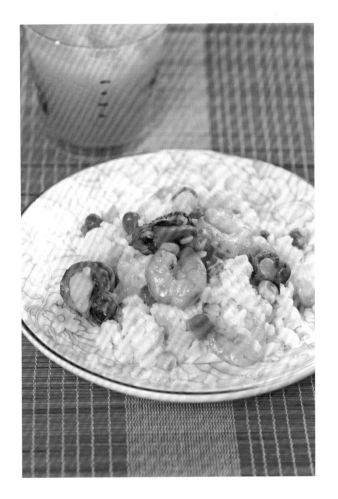

材料

熟米饭150克，虾仁、海虹各50克，甜玉米、胡萝卜丁、豌豆各20克。

调料

盐适量。

做法

1 虾仁、海虹洗净，焯水断生；熟米饭压散。

2 炒锅中倒入油烧热，先放入豌豆、甜玉米、胡萝卜丁翻炒2分钟，再放入虾仁、海虹和盐炒匀，最后倒入熟米饭翻炒均匀即可出锅。

健康笔记

● 这碗饭中，谷、肉、豆、菜皆有，色彩丰富，搭配完美。

● 海鲜类食材高蛋白、低脂肪，并富含钙、磷、铁、锌等矿物质，对快速补充体能和精力、维护男性生殖健康、保持良好的性功能非常有益。

● 此饭益精养血的效果不错，适合工作疲惫、精力不足、倦怠乏力者常食。

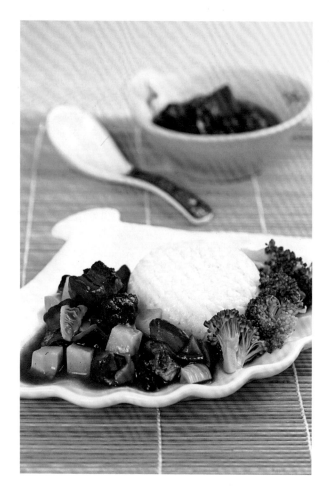

卤肉饭

材料

熟米饭150克，猪五花肉200克，水发香菇、西蓝花、土豆、冬笋各50克，葱段、姜片各适量。

调料

红烧酱油、白糖各15克，大料、桂皮、盐各适量。

做法

1. 猪五花肉洗净，切大块；土豆、冬笋、水发香菇分别切丁；西蓝花择成小朵，洗净，焯水烫熟。

2. 炒锅倒入油烧热，下葱段、姜片炝锅，放入猪肉炒2分钟，倒入红烧酱油上色，加适量水煮沸，放入大料、桂皮、白糖，小火炖煮1小时。

3. 拣出葱、姜、大料、桂皮，放入土豆、冬笋、香菇丁，继续煮10分钟，加白糖、盐调味，大火收浓汤汁即成。

4. 盘中扣入熟米饭，周围放上炒好的卤肉和西蓝花食用。

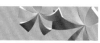

健康笔记

- 肉类食物营养价值很高，其蛋白质和钙、铁等元素更易于被人体吸收利用，尤其是体力消耗大的男性，多吃肉能更好更快地补益气血、缓解疲劳、恢复精力。

- 吃肉时也别少了蔬菜，这道饭中搭配了多种蔬菜，补益了五脏，又化解了油腻的口感。

- 肥胖、高脂血症者应控制红肉的进食量。

羊肉拉面

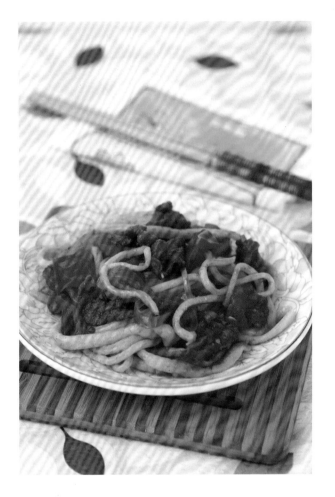

材料

湿拉面200克，羊肉100克，番茄、洋葱、青椒各50克。

调料

番茄酱20克，酱油、料酒各15克，盐、鸡精各适量。

做法

1 将拉面半成品入开水锅中煮熟，捞出，装盘。

2 把洋葱、番茄分别切成块；青椒切成丝；羊肉切片后用料酒、酱油抓匀。

3 炒锅倒入油烧热，下洋葱炒出香味，放入羊肉片炒熟，加入番茄和番茄酱炒匀，放入青椒，加盐和鸡精调味后浇在拉面上，搅拌均匀即成。

健康笔记

🔺 羊肉可暖胃健脾、补肾助阳、补益气血，尤宜瘦弱虚羸、劳倦乏力、腰腿酸痛、性功能下降、虚寒肢冷、胃寒冷痛者常食。

🔺 洋葱也有一定的助阳作用，番茄则有助于男性预防前列腺疾病。搭配羊肉，非常适合男性保健。

🔺 羊肉多食燥热，阴虚内热者不宜多吃。

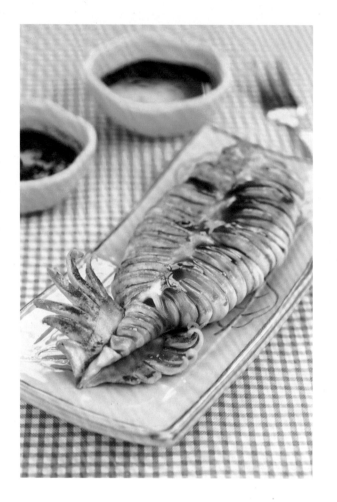

烤鲜鱿鱼

材料
无头鲜鱿鱼1个（约400克）。

调料
甜面酱20克，酱豆腐汁10克。

做法

1 将无头鲜鱿鱼洗净，沿身体两侧间隔1厘米切1刀，中间保留1厘米不切断。

2 切好的鱿鱼放入垫铝箔纸的烤盘中，把鱿鱼两面刷好油，放入预热的烤箱，设定温度210℃，上下火，烤制8分钟。

3 取出烤盘，在鱿鱼的一侧刷上甜面酱，另一侧刷上酱豆腐汁，再入烤箱，继续烤2分钟即可。

健康笔记

- 鱿鱼高蛋白、高钙、高铁、低脂肪，营养价值极高，能滋阴养血，快速补充精力。
- 鱿鱼性质寒凉，但烤制的方法可以缓解鱿鱼的寒性。
- 鱿鱼的胆固醇含量较高，高脂血症者不宜多吃。
- 鱿鱼是发物，湿疹、荨麻疹患者应少吃。

笋尖烧鳝段

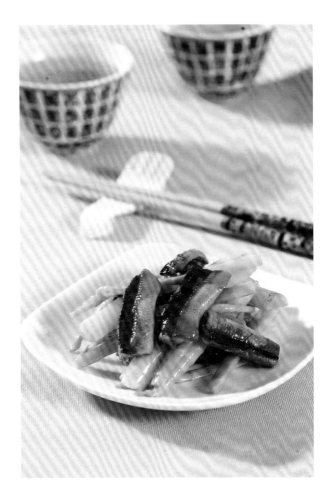

材料

鳝鱼肉、春笋各100克，葱花、蒜片各少许。

调料

料酒、鱼露各10克，盐、鸡精各适量。

做法

1 将鳝鱼肉切段；春笋洗净，对半切开。

2 炒锅上火，倒入油烧热，下葱花、蒜片炒香，放入鳝鱼段加料酒炒至刚熟，倒入鱼露略炒，放入春笋和适量水，中火烧煮10分钟，加盐、鸡精调味，大火收汁即成。

健康笔记

● 鳝鱼有补气养血、温阳补脾、滋补肝肾、祛风通络的功效，常吃使人身体强壮、血脉畅通。鳝鱼中维生素A含量高得惊人，可增进视力，去除眼疾，有"天然眼药"之称。

● 此菜适合身体瘦弱、气血不足、疲劳乏力、风湿痹痛、四肢酸痛、视力衰退、免疫力低下、性功能下降者食用。

● 鳝鱼是发物，瘙痒性皮肤病患者应少吃。

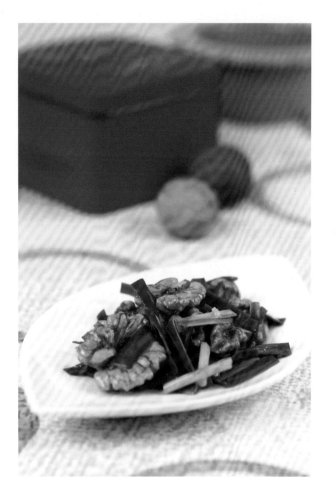

韭菜炒核桃

材料
核桃仁30克，韭菜200克。

调料
盐适量。

做法
1 韭菜择洗干净，切成段。
2 炒锅中倒入油烧热，倒入核桃仁炒至微黄，放入韭菜段，炒出香味时加盐调味，炒匀即可。

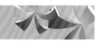

健康笔记

- 韭菜有"起阳草、净肠草"之称，可见其有壮阳、促排便的作用。

- 核桃仁温补肾阳、润肠通便、健脑益智，搭配韭菜，增强了助阳、通肠的效果，尤宜性功能下降、肾虚阳痿、遗精、肠燥便秘、用脑过度的男性食用。

- 此菜偏温热，且有通便作用，体质燥热、阴虚火旺、腹泻、便溏者均不宜多吃。

洋葱炒牛肉

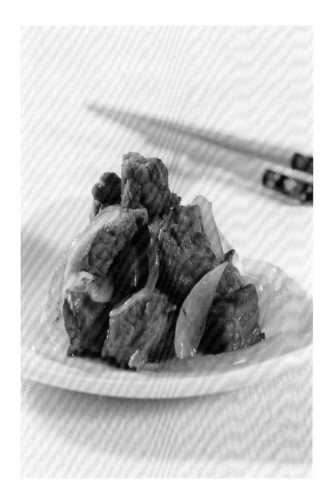

材料

牛里脊肉100克，洋葱200克。

调料

料酒、酱油各10克，盐、黑胡椒粉各适量。

做法

1 将洋葱去外皮，洗净，切成丝；牛里脊肉洗净，切成片，用料酒、酱油抓匀，腌15分钟。

2 锅中倒入油烧热，放入洋葱炒香，倒入牛肉快速翻炒，加适量的黑胡椒粉、盐调味，炒匀后出锅。

健康笔记

● 洋葱和牛肉在营养和口味上都是非常好的搭配。洋葱能化解牛肉的油腻，并促进蛋白质的消化吸收，提高营养价值。

● 男性常食此菜，可令肌肉有力、骨骼强壮、精力充沛、血气充盈、生殖能力旺盛。体力消耗大的青壮年男性尤宜多吃。

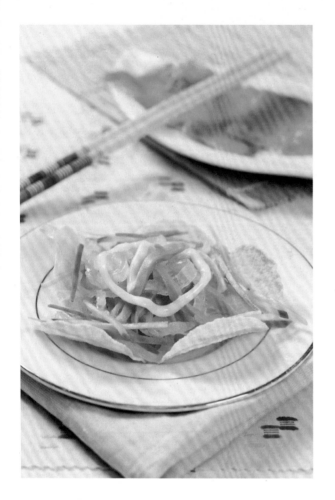

三文鱼沙拉

材料

三文鱼100克，海蜇皮、黄瓜、胡萝卜各50克，炸薯片适量。

调料

沙拉酱30克。

做法

1 海蜇皮充分浸泡，洗净，切丝；黄瓜、胡萝卜分别洗净，切丝。

2 三文鱼切丝，与以上材料一起放入调理碗中，加入沙拉酱拌匀。

3 把炸薯片铺盘底，倒上调拌好的三文鱼沙拉即成。

健康笔记

- 三文鱼为深海鱼，是高蛋白、低脂肪的健康肉类，其富含的不饱和脂肪酸对保护心血管健康非常有益。

- 搭配的海蜇、黄瓜、胡萝卜等配菜可降血压、清热毒、除烦躁。

- 此菜适合高血压、高脂血症、动脉硬化等心血管疾病及糖尿病患者补益调养，也适合阴虚内热、疲倦烦渴者食用。

烤羊腰

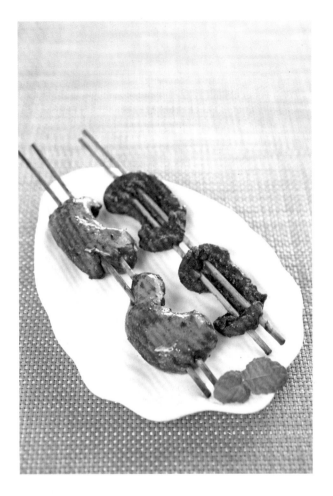

材料

羊腰子2个（约100克），姜丝、蒜片各适量。

调料

料酒、酱油各10克，孜然粉、辣椒粉、盐各适量。

做法

1 羊腰切成两半，切掉臊腺，洗净，放入碗中，加入姜丝、蒜片、料酒、酱油、盐，抓匀后腌浸30分钟。

2 取竹扦，把羊腰串在竹扦上，在羊腰两面分别刷上一层油。

3 将羊腰串放入预热烤箱的烤架上，设置180℃，上下火，烤制5分钟，取出后撒上辣椒粉和孜然粉，放回烤箱，再烤10分钟即成。

健康笔记

🍥 羊腰味甘，性温，有补肾气、益精髓的作用。

🍥 此菜适合肾虚劳损、腰膝酸软、足膝痿弱、耳聋、消渴、尿频、肾虚阳痿、早泄遗精、遗尿者食用，男性尤宜。

🍥 羊腰的胆固醇含量高，高脂血症、糖尿病患者不宜多吃。

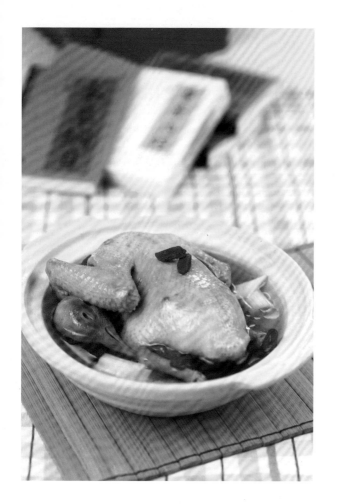

清炖乳鸽

材料

乳鸽1只，枸杞子20克，葱段、姜片各20克。

调料

料酒15克，盐适量。

做法

1 将乳鸽收拾干净，剁去爪，放入冷水锅中焯烫一下，捞出洗净。

2 锅中换净水，放入乳鸽，煮沸，撇去浮沫，倒入料酒，放入葱段、姜片和枸杞子，小火炖煮1小时，加入盐调味，继续煮15分钟即可。

健康笔记

● "一鸽胜九鸡"，鸽肉有补肝强肾、益气补血的功效，是滋补佳品。

● 鸽肉搭配滋补肝肾、益精养血的枸杞子，可气阴双补，增强性功能，常用于肾虚所致的性欲低下、虚劳乏力、精力不足、早衰多病，对男性有一定的助阳效果。

● 性欲亢进者不宜多吃鸽肉。

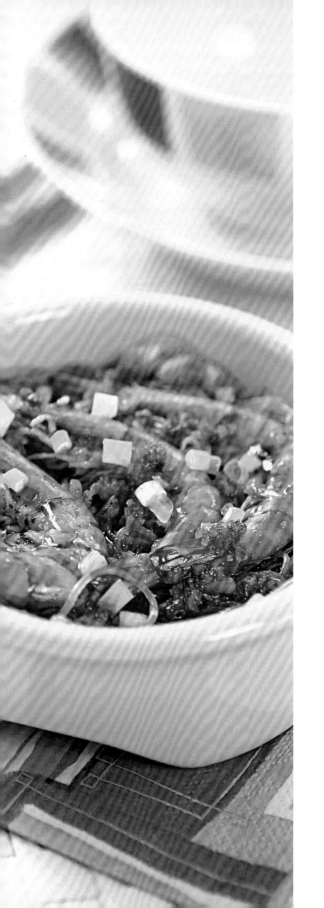

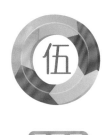
伍

四季食养，

增强免疫不生病

春季食养重养肝

春季，人体阳气升发，肝气旺盛，此时应最重养肝，宜养肝补血、疏肝解毒、平肝降火。

春季风邪较盛，容易引发宿疾，尤其是高血压、心脏病、肝病、皮肤病等，流感等传染性疾病也多发。所以，春季应多吃清热解毒的食物，以提高人体免疫力。

春季的当季蔬菜多为绿色芽苗类食物，如豆芽、豌豆苗、韭菜、香椿等，常具有促进生发、宣发解表的作用，非常适合春季养生食用。

春季不宜多吃辛热刺激、肥甘油腻、黏滞难化的食物，以免助热生火、阻滞肠胃、酿生痰热。

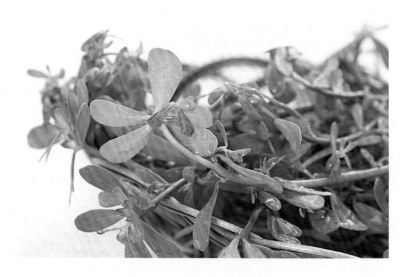

三花茶

材料

金银花、菊花、茉莉花各3克。

调料

冰糖适量。

做法

1 将金银花、菊花、茉莉花放入杯中，冲入沸水，闷泡10分钟。

2 饮用时加入适量冰糖，可多次冲泡，代茶饮用。

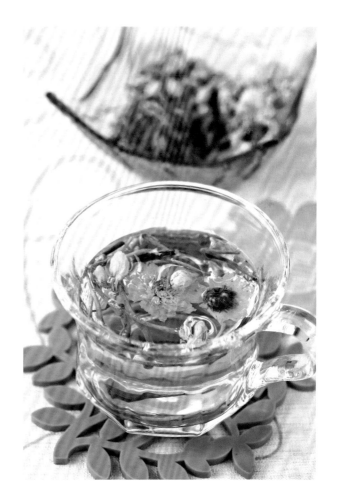

健康笔记

- 此茶可平肝火、解热毒、舒肝郁，适合春季多发风火头痛、风热感冒、痤疮疖肿、咽喉肿痛、目赤牙肿、口臭、便秘、皮肤过敏者。
- 春季肝火旺盛、烦躁易怒、头痛失眠者也宜饮用。
- 脾胃虚寒、便溏、腹泻者不宜。

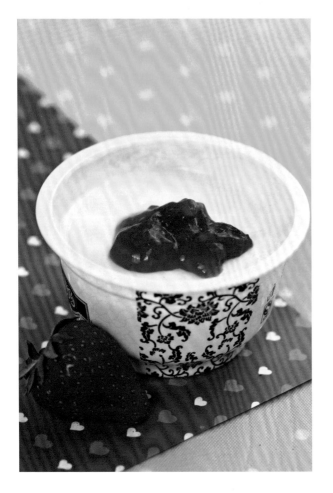

蜂蜜草莓酸奶

材料
凝固型原味酸奶1盒（约140毫升），草莓3个。

调料
蜂蜜适量。

做法
1 将草莓洗净后捣成泥，加入蜂蜜，调成糊状。
2 把调好的蜂蜜草莓糊放入酸奶中，搅拌均匀即可食用。

健康笔记

 酸奶和水果，不论口味还是营养都是绝配。春季最多见的水果就是草莓，搭配酸奶，有助于清热毒、美肌肤、通宿便、解烦渴，常食能畅通肠胃，提高排毒能力，增强免疫力。

市售的果味酸奶很多，但都不如自制的真材实料，所以，买原味酸奶自制是最好的。

荠菜馄饨

材料

荠菜500克，鸡蛋3个，葱末、20克，面粉500克。

调料

酱油15克，盐、鸡精各适量。

做法

1 将荠菜择洗干净，入沸水焯烫后挤干水分，剁碎；鸡蛋用油炒熟，也剁碎。

2 把荠菜和鸡蛋放入调理碗中，加入葱末和所有调料拌匀，制成饺子馅。

3 面粉加水和成面团，擀成饺子皮，包入饺子馅，制成饺子生坯。

4 锅中倒入水煮沸，下入饺子生坯，煮熟即可食用。

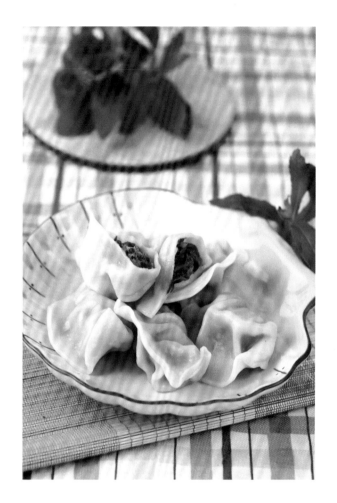

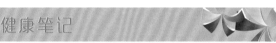

健康笔记

🟤 荠菜是春季的常见蔬菜（野菜），在农历三月初最为鲜嫩可口，有"三月三，荠菜煮鸡蛋"的说法，以驱邪辟秽、明目强身。

⚪ 春季食用荠菜，清热解毒的效果最好，并能有效防治春季上火发炎、目赤咽肿、出血、肿痛、过敏等症状。

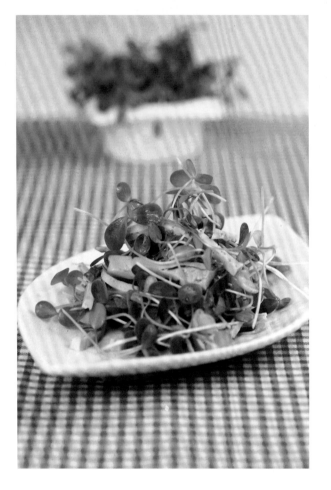

豆干香椿苗

材料

香椿苗、熏豆腐干各100克。

调料

辣椒油、白醋各15克，白糖、盐、鸡精各适量。

做法

1 将熏豆腐干切成细长条，焯水后过凉水；香椿苗去根须，择洗干净。

2 把豆腐干丝、香椿苗放入碗中，加白醋、盐、鸡精、白糖和辣椒油，搅拌均匀后装盘即成。

健康笔记

● 香椿苗含多种维生素，且有清热解毒、健胃理气的作用。

● 豆腐干健脾益气，搭配香椿苗，可促进人体阳气生发，宣散滞气，平肝降火，开胃醒脾，非常适合春季食用。

● 香椿苗性寒，便溏、腹泻者少食。

韭菜炒豆芽

材料

韭菜200克，豆芽菜100克，红、黄彩椒各50克。

调料

盐适量。

做法

1 韭菜择洗干净，切段；豆芽菜洗净；红、黄彩椒去蒂、籽，洗净，切成丝。

2 锅中倒入油烧热，先放入韭菜和豆芽炒断生，再放入红、黄彩椒和盐，略炒即成。

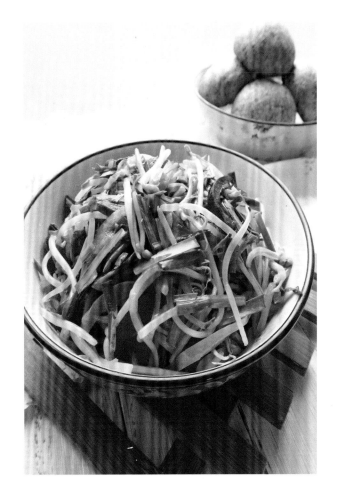

健康笔记

● 立春时节，很多地方都有"咬春"之说，韭菜炒豆芽就是此时必吃的一道菜。

● 韭菜有温肾助阳、通肠排毒的作用，豆芽菜可促进生发、提高免疫力。此菜可增强人体活力，排除体内的积滞和毒火，非常适合春季全家人食用。

● 腹泻、便溏者不宜多吃。

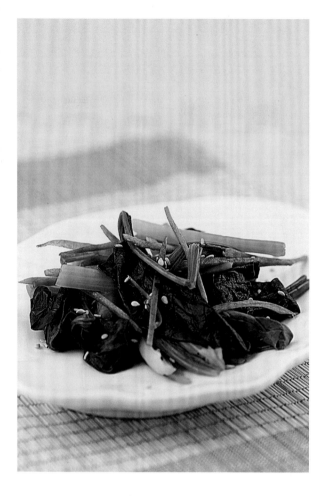

菠菜
炒胡萝卜

材料

菠菜200克，胡萝卜50克，熟芝麻、葱花各少许。

调料

生抽15克，香油、盐各适量。

做法

1 菠菜择洗干净，切段；胡萝卜去皮，洗净，切成丝。

2 锅中倒入油烧热，下葱花炝锅，放入菠菜翻炒至断生，加生抽、盐调味，放入胡萝卜丝略炒，淋香油后装盘，撒上熟芝麻即成。

健康笔记

🔺 菠菜可平肝降火，清热解毒，润肠通便。胡萝卜是养肝补血、明目、润肤的好材料。

🔺 此菜非常适合春季肝火旺盛、风火赤眼、头晕目眩、头痛烦躁、口腔溃疡、皮肤过敏瘙痒、便秘者食用。

🔺 腹泻、便溏者不宜多吃。

木耳豌豆苗

材料

豌豆苗200克，水发木耳50克，蒜蓉适量。

调料

生抽15克，辣椒油、香油、盐、鸡精各适量。

做法

1 水发木耳洗净，撕成小块，焯水后装盘。

2 豌豆苗洗净，在开水中焯烫至断生，放冰水中镇凉，沥水后也装盘。

3 把所有调料调制成味汁浇在菜上，拌匀即可食用。

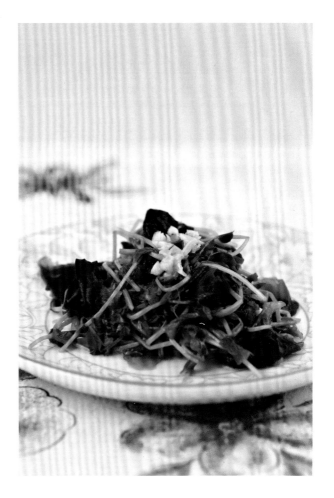

健康笔记

🔵 豌豆苗富含维生素C、胡萝卜素、维生素E等维生素，营养丰富，质地柔嫩，味甜清香，是春季鲜嫩的芽苗类蔬菜。

🔵 豌豆苗搭配滋阴润燥、清热解毒的黑木耳，可起到降火除烦、通便排毒、促进代谢的作用，适合高血压、高脂血症、高血糖、燥结便秘者食用，春季多吃可提高排毒抗病能力。

夏季食养重养心

夏季属火，与心相通应。此时，人体心火旺盛，腠理开泄，汗出过多，易耗气伤津，被暑湿所犯。人体脾胃功能此时也趋于减弱，食欲偏低，需注意调养脾胃。

夏季可多吃些甘平偏凉的食物，以养心清热、生津止渴、降火除烦。肉类宜选择鸭肉、鱼肉、贝类等水生、凉性滋补的品种，并多食鲜嫩多汁的瓜茄类蔬菜及水果。多饮茶水也是夏季消暑的良方，既能清热解毒，又能补充出汗带来的体液损失。

夏季不宜过食肥甘油腻、黏滞厚味、辛热的食物，也不宜过度贪凉饮冷，以免损伤脾胃。

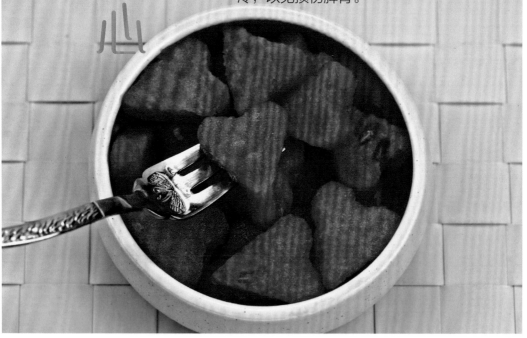

莲心绿茶

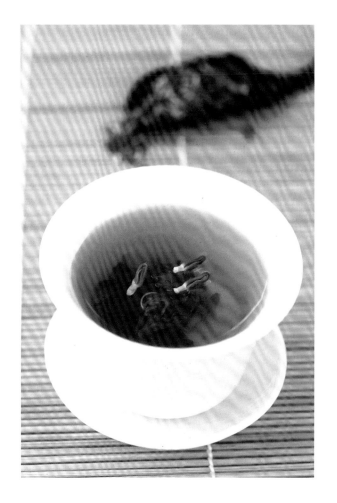

材料
莲子心2克，绿茶3克。

调料
冰糖适量。

做法
1 将莲子心、绿茶和冰糖一起放入盖碗中，用沸水冲泡，加盖闷泡15分钟后饮用。

2 可多次冲泡，代茶频饮。

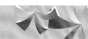
健康笔记

🔘 莲子心清泻心火、安养心神，绿茶清热解毒、生津止渴。

🔘 此茶可解暑热、降心火、止烦渴、安心神，尤宜心火旺盛、头脑昏沉、目赤眩晕、烦躁口干者，是夏季暑热时的消暑佳品。

🔘 此茶苦寒，脾胃虚寒者不宜。

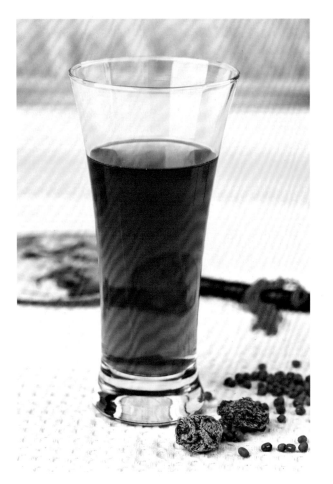

酸梅绿豆饮

材料
绿豆、酸梅各30克。

调料
白糖适量。

做法
1 将绿豆、酸梅放入锅中，加适量水，煮20分钟。

2 滤渣取汤汁，倒入杯中，加入白糖拌匀，待凉后代茶频饮。

健康笔记

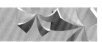

- 绿豆是清热解毒的良药，酸梅能生津液、增食欲、助消化。

- 盛夏季节常喝此饮，可清暑热、除湿毒、提振食欲、化解烦渴，预防暑湿感冒、中暑等，适合作为全家人的保健饮品。

- 虚寒泄泻者不宜多饮。

炝拌苦瓜

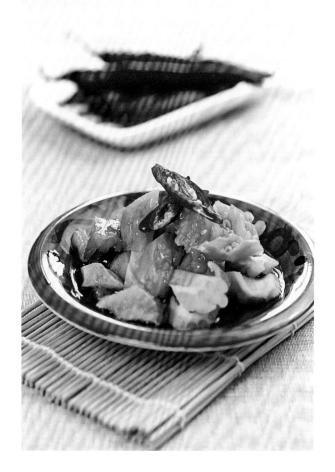

材料

苦瓜250克，美人椒30克。

调料

米醋、生抽各20克，白糖、盐、鸡精各适量。

做法

1 将苦瓜去瓤，洗净，切成片，焯熟后放入冰水中浸泡10分钟，沥水备用；美人椒切段。

2 将苦瓜放入盘中，加生抽、米醋、白糖、盐、鸡精拌匀，顶部放上美人椒。

3 锅中放油烧热，浇在美人椒上，爆出香味，吃时拌匀即可。

健康笔记

🔹 苦瓜能清热解毒、降火除烦，最长于降心火，非常适合夏季心火炽盛、心烦失眠、疮疖红肿、口渴咽肿、口腔溃疡者多吃。

🔹 此菜也适合肥胖、糖尿病、高脂血症、心脏病患者常食。

🔹 脾胃虚寒、腹泻者不宜多吃。

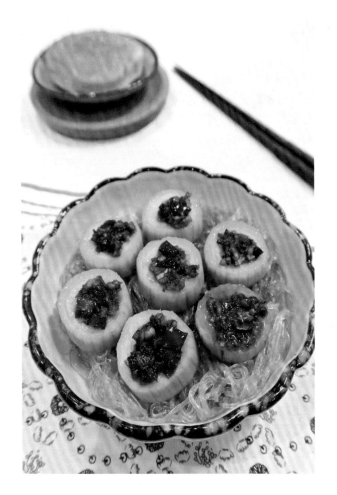

丝瓜蒸粉丝

材料

丝瓜200克，粉丝50克，蒜蓉10克。

调料

蒸鱼豉油10克，剁椒酱适量。

做法

1 粉丝用温水泡软后放入蒸盘铺底。

2 丝瓜去老皮，洗净，切段，码在粉丝上，撒上蒜蓉，上蒸锅，大火蒸10分钟后取出，淋上蒸鱼豉油。

3 锅中倒油烧热，放入剁椒酱炒出香味后也浇在丝瓜上即成。

健康笔记

🔵 丝瓜低热量、高纤维，富含多种维生素，常食能使肌肤柔嫩、身材窈窕，是美容食物，夏季食用可令肌肤更清爽洁净，减轻油腻。

🔵 此菜有清热化痰、凉血解毒的功效，适合身热烦渴、痰喘咳嗽、疔疮痈肿者多吃，

🔵 体虚内寒、腹泻者不宜多食。

番茄瓜皮鸡蛋汤

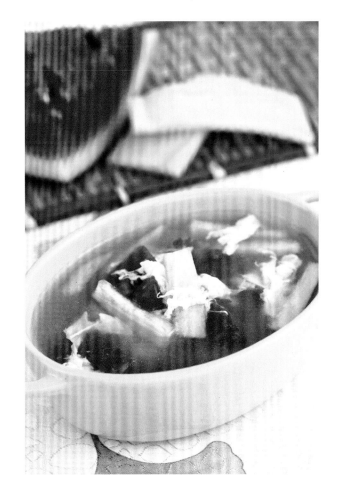

材料

西瓜皮150克，番茄50克，鸡蛋1个，香菜末少许。

调料

香油、盐、鸡精各适量。

做法

1 将西瓜皮切去绿色外皮，取白色部分，切成片；番茄洗净，切块；鸡蛋打成蛋液。

2 锅中倒入适量水烧开，放入西瓜皮片和番茄块，煮5分钟，倒入鸡蛋液，再煮沸后加盐、鸡精调味，撒香菜末，淋香油即可。

健康笔记

- 西瓜皮可清热除湿、利尿消肿，最宜夏季暑湿毒火偏盛时食用。

- 此汤可清心除烦、消暑利尿、生津止渴，营养也充足，还可预防暑湿感冒，是夏日理想的清热滋阴佳品，尤宜暑热心烦、口干舌燥、口腔溃疡、小便不利、食欲不振者。

- 虚寒泄泻、寒湿者不宜。

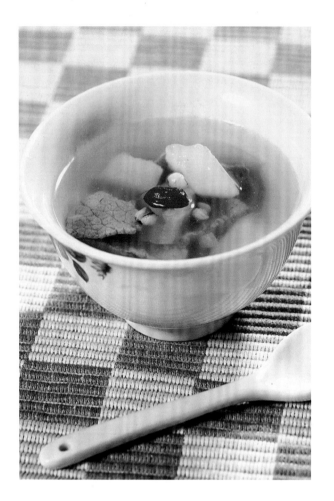

冬瓜薏米肉片汤

材料

冬瓜150克，薏苡仁30克，猪里脊50克，枸杞子少许。

调料

盐、水淀粉、胡椒粉各适量。

做法

1 将冬瓜去皮、瓤，洗净，切片；猪里脊洗净，切片，用淀粉上浆。

2 锅中放入薏苡仁和适量水，小火煮30分钟，放入冬瓜、枸杞子续煮10分钟，放入肉片划散，再煮沸时放入盐、胡椒粉调味即可。

健康笔记

- 冬瓜利尿除湿，薏苡仁清热利湿，二者均是去湿热的好材料，还有净白肌肤的美容作用。

- 此汤消暑退热、利尿除湿的效果好，可缓解因夏季湿热毒火导致的中暑、尿黄尿少、皮肤油腻不洁、疮疖、湿疹等症状，肥胖、湿热水肿、糖尿病患者也宜常食。

- 尿频、尿多、脾胃虚寒者不宜多吃。

竹笋鸭肉汤

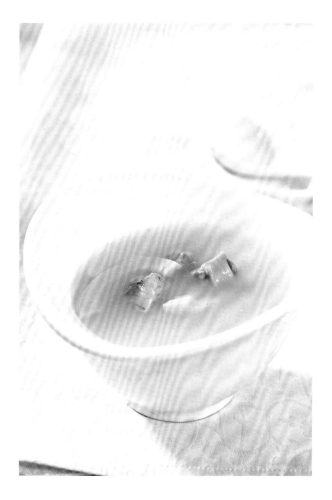

材料

鸭腿150克，竹笋50克，姜片、葱段各15克。

调料

料酒15克，盐、胡椒各适量。

做法

1 将鸭腿洗净，剁成块；竹笋切片。

2 砂锅中放入鸭块和适量水烧开，撇去浮沫，放入葱段、姜片、料酒，小火煮1小时。

3 拣出葱段、姜片，放入笋片、盐、胡椒略煮即成。

健康笔记

- 鸭肉是凉补气血的好材料，有滋阴养血、健脾补虚、清热除湿的功效，适合阴虚内热者及夏季调养。

- 竹笋清热化痰，搭配鸭肉，尤宜夏季湿热之时补益身体虚损，适合夏季劳倦多汗、津干口渴、烦躁胸闷、上火发炎、尿黄短赤、食欲不振者多吃，也适合糖尿病患者常食。

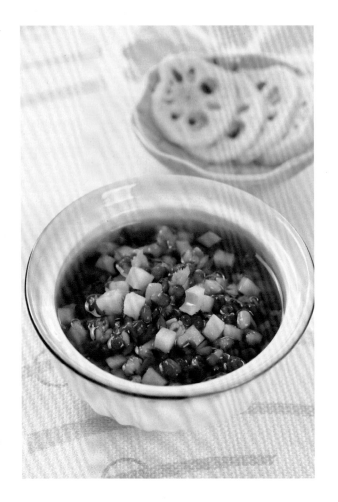

莲藕绿豆汤

材料

绿豆20克，莲藕150克。

调料

冰糖适量。

做法

1 绿豆淘洗干净；莲藕去皮，切成小丁。

2 将绿豆放入锅中，加入适量水，小火煮15分钟，再放入冰糖和莲藕丁，继续煮20分钟即成。

健康笔记

- 🔵 绿豆可清热解毒、利尿消肿，莲藕可清热凉血、健脾益胃。
- 🔵 此汤清热毒、除湿热、健脾胃，适合痈肿疮毒、目赤咽肿、口腔溃疡、尿黄短赤、津干口渴、头昏心烦、食欲不振者，尤宜夏季及内热火盛者饮用。
- 🔵 虚寒泄泻者不宜多吃。

西瓜菠萝羹

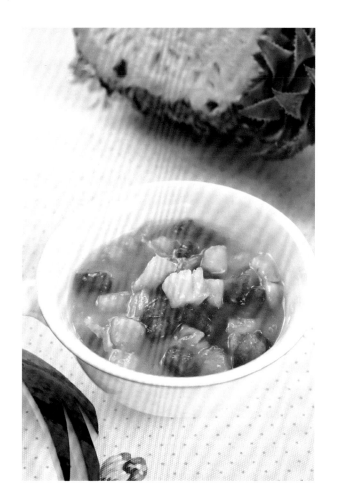

材料

菠萝肉、西瓜瓤各100克。

调料

淀粉、冰糖各10克。

做法

1 将菠萝肉、西瓜瓤分别切成小丁。

2 煮锅中加适量水烧开，放入冰糖煮至溶解，倒入菠萝丁和西瓜丁，勾芡即成。

健康笔记

🔵 西瓜有清热祛暑、生津止渴、利小便等功效。菠萝则能促进消化、健脾胃、增食欲。

🔵 此羹可作为夏季祛暑湿、降心火、除胃热的小甜品，可生津止渴，降压除烦，调理肠胃。适合暑热烦渴、小便不利、咽喉疼痛、口腔发炎、疮疖脓肿、食欲不振、胃热呕吐、热结便秘、高血压、水肿者。

🔵 虚寒腹泻者不宜多吃。

秋季食养重养肺

秋属金，通于肺。秋季燥邪较盛，最易伤肺。人体容易出现干咳少痰、咽干口渴、皮肤干燥、大便干结、鼻出血等秋燥症状，肺部有宿疾者易加重病情。如果夏季吃了冷食过多，秋季容易患腹泻、痢疾等症。

秋季应加强生津润燥，调养肺气，保护好呼吸系统，提高免疫力。饮食上多吃些生津润燥的食物。白色入肺，白色食物往往有润肺燥的作用，如银耳、梨、山药、百合、杏仁、荸荠等，都适合秋季保养。

秋季可适当补益，但不要多吃辛热香燥及炸、熏、烤、煎的食物，以免助热伤津，加重秋燥。

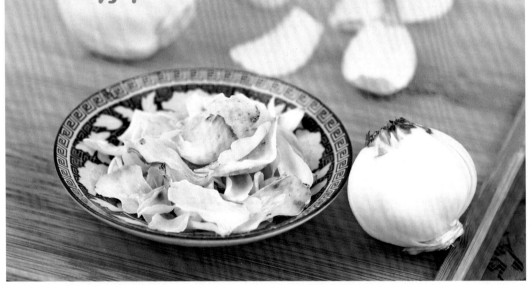

玉米牛奶露

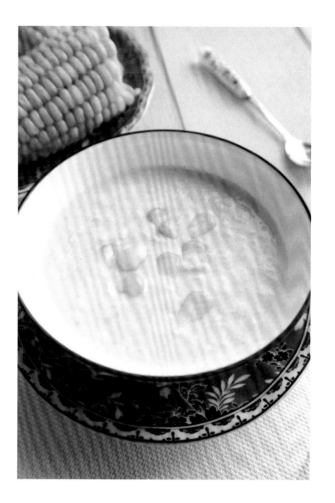

材料

玉米粒150克，牛奶300克。

调料

白糖适量。

做法

1 玉米粒煮熟，沥水捞出。

2 熟玉米粒放入打汁机中，倒入牛奶，搅打成泥糊状。

3 将玉米奶糊倒入杯中，用微波炉加热，放入白糖搅匀即可食用。

健康笔记

- 牛奶是养阴润燥的佳品，还有补钙健骨、调整内分泌的功效。玉米健脾益气，且富含B族维生素及维生素E，对维护肌肤健康、延缓衰老非常有益。

- 此露适合秋燥所致皮肤干皱燥痒、脱皮脱屑、毛发干枯、津干口渴、咽喉肿痛、眼睛干涩者多饮。

- 喝牛奶易腹胀者可用酸奶代替牛奶。

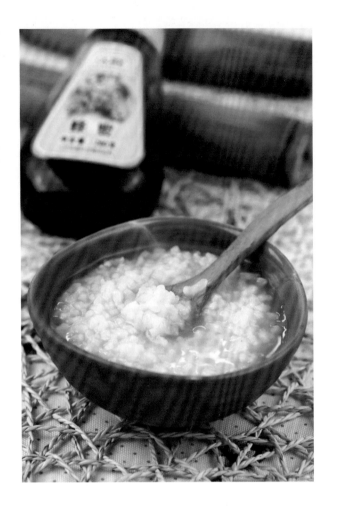

甘蔗蜂蜜粥

材料

粳米、甘蔗各100克。

调料

蜂蜜适量。

做法

1 将甘蔗去皮后放入榨汁机中，榨取甘蔗汁，过滤后取汁备用。

2 将粳米淘洗干净，放入锅中，加适量水煮至粥成。

3 把粥盛入碗中，待晾温时加入甘蔗汁和蜂蜜，搅匀后即可食用。

健康笔记

- 甘蔗甘寒清热，养阴生津；蜂蜜补中润燥，润肠通便。

- 此粥可缓解津干口渴、肺燥咳嗽、咽喉肿痛、大便燥结、皮肤干痒、眼睛干涩等秋燥症状。

- 脾胃虚寒、肠滑便溏者不宜食用。

罗汉果粥

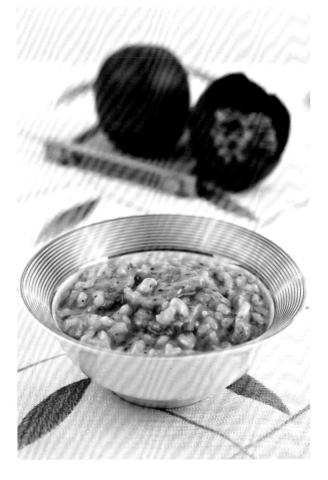

材料
罗汉果15克，猪瘦肉70克，粳米100克。

调料
料酒、淀粉各10克，盐、鸡精各适量。

做法

1 罗汉果捣碎成末；猪瘦肉切成丝，用料酒和淀粉抓匀上浆，静置15分钟。

2 粳米淘洗净，放入锅中，加适量水烧开，加入罗汉果末，煮至粥稠时放入肉丝，滑散，再煮沸，加入盐、鸡精调味即成。

健康笔记

⊙ 罗汉果有清肺利咽、化痰止咳、润肠通便的功效，是清肺热的常用材料，泡水、煮粥、炖汤均宜。

⊙ 此粥可清肺热、化痰饮、利咽喉、润肠燥，适合痰热久咳、咽喉肿痛、咽干嘶哑、肠燥便秘者食用，尤宜秋季日常保健。

⊙ 脾胃虚寒、泄泻者不宜食用。

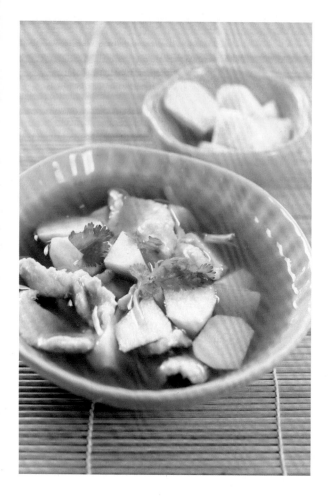

山药肉片汤

材料

鲜山药100克，猪里脊肉50克，香菜段少许。

调料

酱油、料酒各10克，淀粉、盐、鸡精各适量。

做法

1 将猪里脊肉洗净、切片，用料酒、淀粉抓匀上浆。

2 将山药洗净、去皮，切块后放入锅中，加适量水煮15分钟，放入肉片滑散，开锅后放酱油、盐、鸡精调味，盛入汤碗中，放香菜段即可。

健康笔记

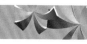

- 山药补益肺肾，健脾益气，固涩止泻，非常适合秋季保健食用，可预防呼吸系统疾病及秋季腹泻，提高人体免疫力。

- 此汤适合体虚乏力、燥咳痰喘、食少腹泻者食用，也是秋季全家人的常备养生汤。

- 积滞、腹胀、便秘者不宜多吃山药。

白菜豆腐汤

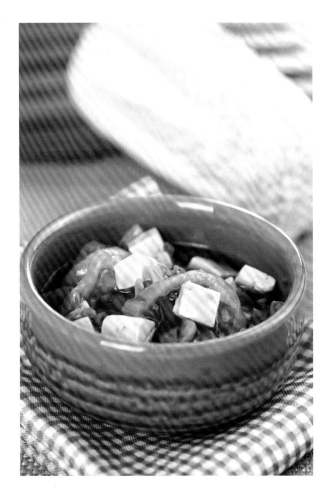

材料

白菜、北豆腐各150克，猪骨汤适量，香葱末少许。

调料

酱油15克，盐、鸡精、水淀粉各适量。

做法

1 白菜洗净，切成丝；北豆腐切成丁。

2 锅中倒入适量猪骨汤和水烧开，放入白菜丝、豆腐丁，煮10分钟，加酱油、盐、鸡精，勾芡后盛出，撒上香葱末即可。

健康笔记

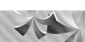

🔵 人们常说"白菜豆腐保平安"是非常有道理的。尤其在秋冬季节，常吃白菜豆腐，可益气养阴，生津润燥，化解饮食油腻，缓解秋燥烦渴，畅通肠胃，增强人体免疫力。

🔵 此汤还有润肤美容作用，秋季皮肤干燥脱皮、瘙痒、多皱者常食，可令肌肤更健康白皙、水润柔嫩。

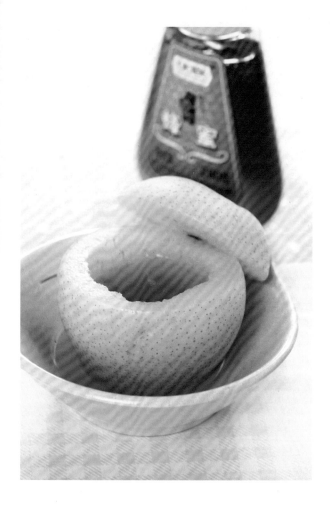

蜂蜜炖梨

材料

梨1个，蜂蜜30克。

做法

1 将梨洗干净，从上方1/5处横刀切开，挖去梨核，灌入蜂蜜。

2 盖上带把的部分，放入蒸碗，上蒸锅大火蒸20分钟左右即可。

健康笔记

- 梨是清凉多汁、甘甜可口的水果，有养阴生津、化痰止咳的功效。蜂蜜则有很好的润燥效果。二者搭配是传统的润燥止咳方。

- 秋燥季节最宜多吃蜂蜜炖梨，尤其是肺燥咳嗽、咽痛咽干、口干舌燥、眼睛干涩、皮肤干痒、毛发干枯、肠燥便秘者。

- 梨经炖煮后，缓解了寒性，全家老少皆宜。

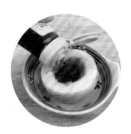

枇杷百合银耳羹

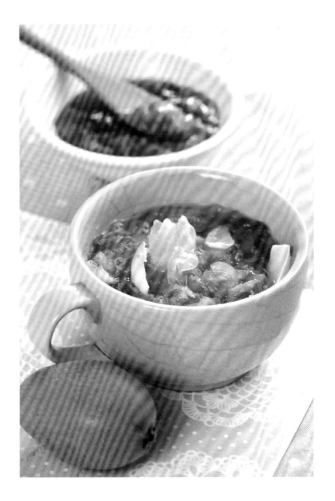

材料
鲜百合30克，枇杷50克，水发银耳30克。

调料
冰糖适量。

做法

1 将枇杷去核，洗净，捣烂；鲜百合、水发银耳分别洗净，撕成小片。

2 银耳放入锅中，加适量水，煮至软烂黏稠时放入百合、枇杷、冰糖，略煮即成。

健康笔记

- 百合可养阴润肺、清心除烦，枇杷、银耳都是滋阴润肺的天然食材，搭配食用，可增强养肺阴的作用。

- 此羹适合肺热、肺燥咳嗽、津干口渴、心胸烦闷、肠燥便秘者，秋季食用有保护呼吸道、缓解秋燥、防病抗病的保健作用。

- 外感咳嗽、寒咳者不宜食用。

冬季食养重养肾

冬属水，通于肾，主敛藏。冬季人体阳气偏虚而阴寒较重，且易感寒邪而伤阳气，造成寒湿凝滞、血瘀疼痛，高血压、心脏病、中风、肠胃病、支气管炎、哮喘、风湿性关节炎、抑郁症等疾病都易被寒邪引发或加重。

冬季应以补肾为本，宜温补助阳、滋阴填精、收敛固涩。冬季饮食最宜进补，以治愈虚寒衰弱诸证。冬季补益得当，来年体质会有所改善，宿疾也不易发作。冬补宜选择性质较温热的食材，如畜禽类动物肉、大虾、根茎类蔬菜、坚果种仁、肉桂等食物。

冬季应保障热饮热食，切忌食用生冷寒凉及性质滑利的食物，以免损伤肾阳，加重虚弱。

肉桂红茶

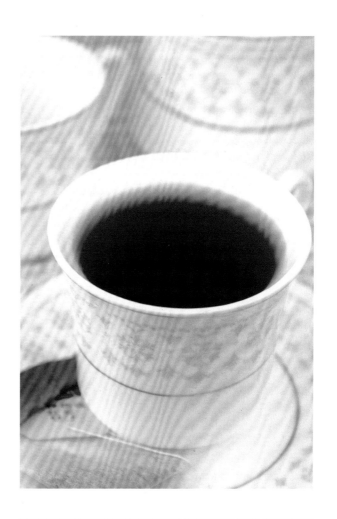

材料

肉桂粉5克，红茶1袋。

调料

冰糖适量。

做法

将肉桂粉、红茶和冰糖放入杯中，冲入沸水，浸泡10分钟即可饮用。

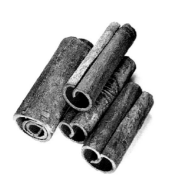

 健康笔记

- 肉桂可温补助阳、散寒通脉、活化气血。红茶有温中暖胃、促进消化的作用。
- 此茶适合脾胃虚寒、胃寒冷痛、虚寒腹泻、手脚冰凉、寒湿痹痛者饮用，是冬季御寒暖身、调养脾胃的保健茶。
- 肉桂性大热，用量不宜多，阴虚内热、热病、出血者及孕妇均不宜服。

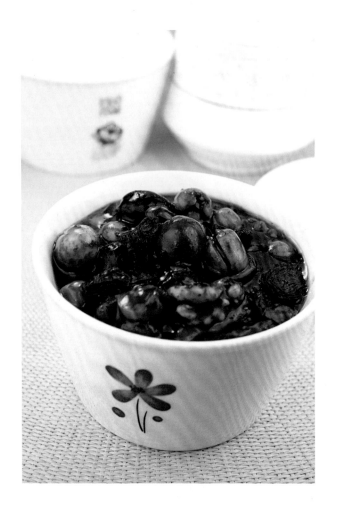

紫米腊八粥

材料

桂圆、莲子、花生仁、核桃仁、红枣、葡萄干、赤小豆各20克，紫糯米70克。

调料

冰糖适量。

做法

1 将莲子、赤小豆提前浸泡涨发；红枣去核。

2 煮锅中先放入莲子、赤小豆和适量水，小火煮30分钟，再放入紫糯米、桂圆、红枣、花生仁、核桃仁，继续煮20分钟，最后放入葡萄干和冰糖煮10分钟，至粥稠即可。

健康笔记

- 农历腊月初八，我国传统有喝腊八粥的习俗，各地的取材与做法不同，但都会加入多种干果煮粥，这也非常适合冬季养生。

- 紫米腊八粥可健脾养胃，温补肾气，固精止带，补血安神。此粥热量也十分充足，能帮助人体抵御寒冷，补益强身，尤宜血虚瘦弱、虚寒泄泻、神经衰弱者调养。

- 积滞中满、肥胖者及糖尿病患者不宜多吃。

栗子白菜

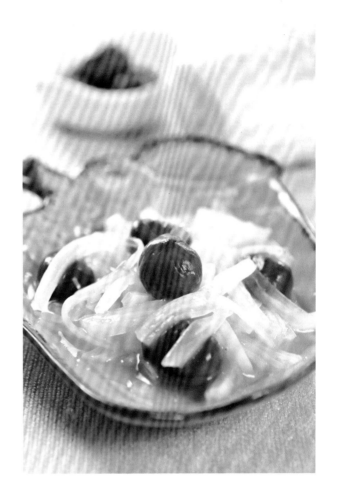

材料

生栗子70克，大白菜帮200克，鸡汤适量。

调料

水淀粉、盐、鸡精各适量。

做法

1 将生栗子去壳，取栗肉；大白菜帮切成细条。

2 锅中倒入适量鸡汤和水，烧开后放入栗子肉，改用小火煨熟，放入白菜条，大火收汁，加入盐、鸡精调味，用水淀粉勾芡即成。

健康笔记

● 栗子补肾气、厚肠胃、壮筋骨、止泄泻，是秋冬季节的补益佳品。大白菜是北方冬季的当家菜，有生津润燥的功效。

● 冬季常吃此菜，可起到补气血、强骨骼、长气力、润肌肤、抗寒冷的作用，尤宜倦怠乏力、筋骨痿软、肤干多皱、虚寒泄泻、免疫力差者。

● 中满腹胀、便秘者不宜多吃栗子。

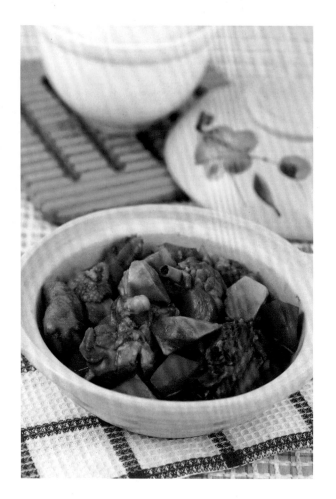

山药鸡肉煲

材料

子鸡250克，山药、胡萝卜各100克，葱段、姜片各15克。

调料

酱油、料酒各15克，盐适量。

做法

1 子鸡洗净，切块，焯烫备用；山药、胡萝卜分别去皮，切块。

2 鸡块放入砂锅，倒入适量水，大火烧开后放入葱段、姜片和料酒，改小火煮30分钟。

3 捡去葱段和姜片，放入胡萝卜和山药，加酱油和盐，继续煮15分钟，再大火收汁即成。

健康笔记

- 鸡肉温补气血；山药健脾补肾，益气养阴；胡萝卜有养血润燥的作用。

- 此菜气血双补，益脾肾，养肝血，止泄泻，非常适合冬季手脚冰冷、倦怠乏力、面色苍白、虚寒泄泻者调养。

- 湿盛中满、有实邪、积滞、大便燥结者不宜多吃。

粉蒸基围虾

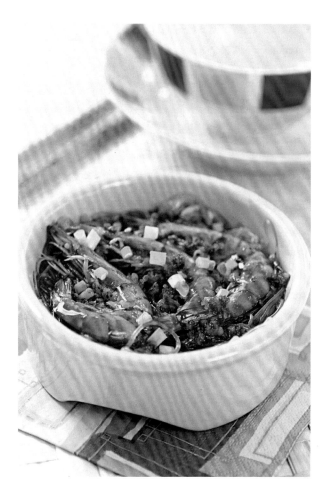

材料

基围虾100克，粉丝50克，蒜蓉10克，香葱末少许。

调料

香辣酱15克，料酒适量。

做法

1 将基围虾剪去虾须，剖开脊背，去虾线，洗净，用料酒腌一下。

2 粉丝用温水泡软，放入蒸碗铺底，码上基围虾，撒蒜蓉，淋上香辣酱，上蒸锅，大火蒸10分钟。

3 取出蒸碗，撒上香葱末，浇上热油即成。

健康笔记

- 大虾有温肾助阳、固精养血、强壮筋骨、通络止痛的功效，冬季常食可助阳气、补虚劳、抗早衰、强身健体。

- 此菜尤宜体质虚弱、肾虚阳痿、体倦畏寒、腰膝酸痛痿软、免疫力低下者食用。

- 虾的胆固醇含量偏高，尤其是虾头，高脂血症者需控制食用量。易过敏者也不宜多吃。

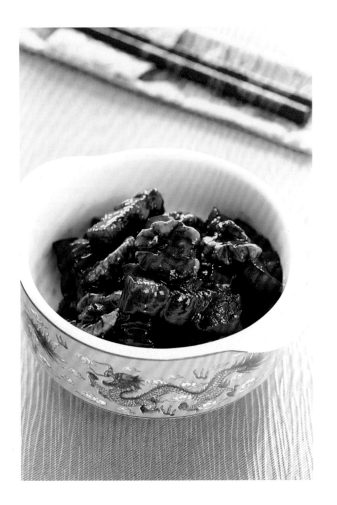

核桃红烧肉

材料

猪五花肉250克，核桃仁30克，姜片、葱段各10克。

调料

料酒、酱油、白糖、盐各适量。

做法

1 将猪五花肉切成块，入沸水锅焯烫后捞出，洗净。

2 锅中倒入油烧热，下葱段、姜片炒香，放五花肉煸炒2分钟，倒入酱油上色，加适量水，放入料酒、白糖、盐、核桃仁，小火炖煮1小时，大火收浓汁即可。

健康笔记

- 猪肉滋阴养血、润泽肌肤，核桃则有温补肾阳、润燥通肠、健脑益智的功效。

- 此菜可滋养肌肤，抚平皱纹，润泽毛发，养脑、润肠，适合肌肤干皱、毛发不润、早衰健忘、肠燥便秘者食用。

- 此菜热量及油脂含量较大，抵御严寒、补益劳损的效果好，但肥胖、肠滑腹泻及糖尿病患者不宜多吃。

生姜牛肉丝

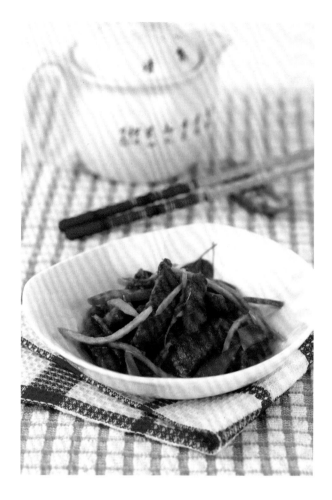

材料

牛里脊200克，鲜姜、红椒各30克，葱花少许。

调料

酱油、淀粉各15克，盐、胡椒粉各适量。

做法

1 将红椒切片，鲜姜切成丝。

2 将牛里脊洗净，切条，用酱油、淀粉上浆，下温油中滑熟备用。

3 锅中倒入油烧热，下葱花爆香，倒入牛肉条、姜丝、红椒片，快速翻炒，加盐、胡椒粉炒匀即可。

健康笔记

牛肉有温中益气、补虚填精、健脾胃、活血脉、强筋骨的功效。生姜可温暖脾胃、散寒止呕。

此菜适合手脚冰凉、脘腹冷痛、虚寒吐泻、体虚乏力、筋骨不健、寒湿痹痛、形体瘦弱、免疫力差者多吃。冬季食用，御寒效果好。

阴虚内热、感冒发热者不宜。

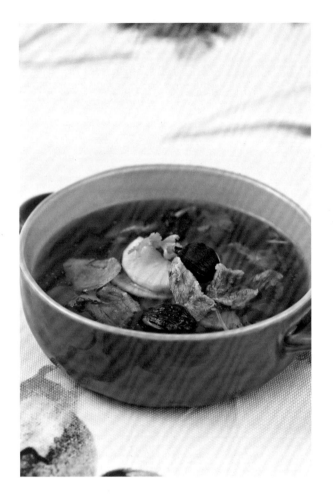

生姜萝卜羊肉汤

材料

羊肉200克，白萝卜150克，姜片10克，香菜段少许。

调料

料酒、淀粉各10克，草果、盐各适量。

做法

1 将羊肉洗净，切片，用料酒和淀粉抓匀上浆。

2 白萝卜切片后放入汤锅，加适量水煮沸，放入草果、姜片煮15分钟，倒入羊肉片，滑散，再煮沸时撇去浮沫，加盐调味后盛入汤碗，撒上香菜段即成。

健康笔记

● 羊肉健脾益肾，祛寒补虚；萝卜下气宽肠；草果可温中燥湿。

● 此汤补脾温中、健胃消食、散寒止痛，适合体质虚寒、脘腹冷痛、吐泻、肠胃积滞、消化不良、体倦乏力、身体瘦弱、腰膝酸软、肾虚腰痛者，尤宜冬季食用。

● 羊肉热性较大，暑热天、痰火湿盛、发热病人及热性病症者均不宜多吃。

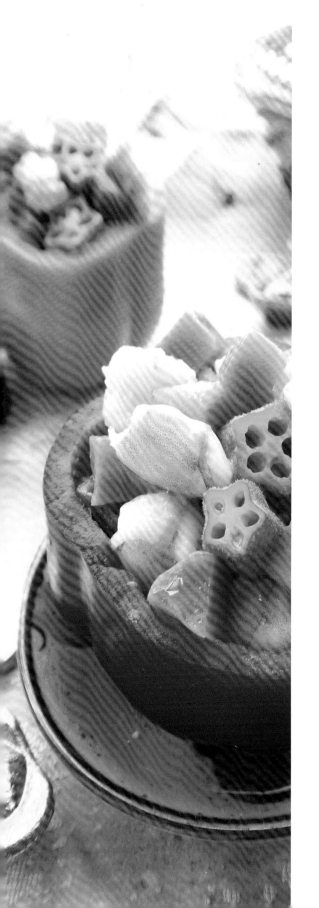

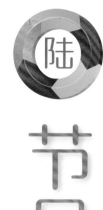

陆

节日欢聚，
爱心美食亲情多

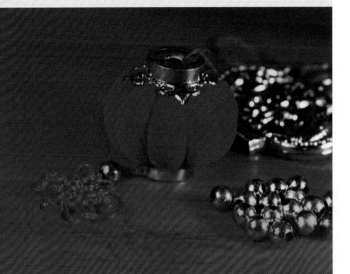

春节、元宵节

春节是我国最重要的传统节日，从除夕到正月十五元宵节，都是过年的日子。在此期间，亲朋欢聚，阖家团圆，在一起吃饭是必不可少的。虽然各地都有不同的年俗和饮食习惯，但年菜也有一些共性，就是要五彩斑斓，品种丰富，最好还有吉祥的寓意，有个"好彩头"，餐桌更红红火火、喜庆热闹。

随着人们对健康的关注度提升，年菜也不再是大鱼大肉，如何搭配得更健康营养，也是大家关心的。下面这些年菜好吃好看，老少皆宜，还能给节日增加气氛！

贺年盆菜

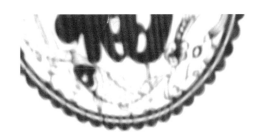

材料

泡发海参200克，泡发干贝、鱼丸、海虾、泡发花菇、豆腐干各100克，葱花适量。

调料

生抽、老抽、蚝油、盐各适量。

做法

1 泡发海参去内脏，洗净；海虾挑去虾线，洗净。

2 锅内倒入油烧热，下葱花爆香，依次放入海参、干贝、鱼丸、海虾、花菇、豆腐干，加水没过食材，大火煮沸，撇去浮沫，倒入各调料，改小火炖煮20分钟，大火收汁即成。

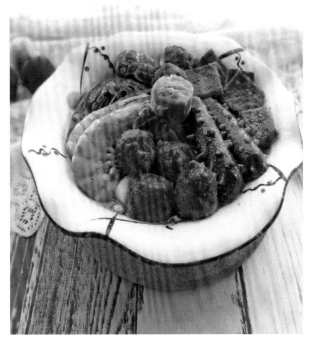

健康笔记

- 红肉吃多了难免觉得厚重油腻，换成海鲜类食材对保护心血管健康更为有益。

- 此菜中的大虾、海参是补肾壮阳的好材料，干贝、鱼丸有滋阴养血的作用。再搭配健康的豆制品和菌菇，蛋白质充足，营养全面，是男女老少皆宜的保健菜，适合全家人聚餐食用。

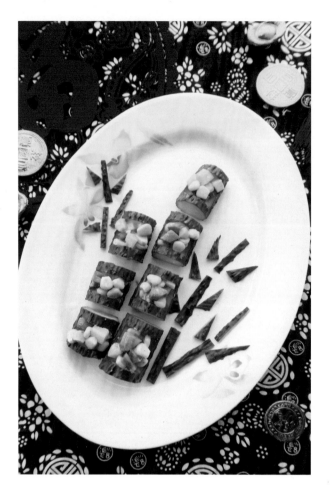

翠竹报春

材料

黄瓜2根，玉米粒100克，胡萝卜50克。

调料

沙拉酱适量。

做法

1 将黄瓜切段后，用小刀刻出凹槽，当盛器，黄瓜段摆放盘中做成竹子的主干造型。

2 用剩余的黄瓜皮，制成枝叶的形状，摆在竹竿旁边。

3 胡萝卜切成小丁，和玉米粒一起煮熟，沥水后加沙拉酱搅拌均匀，摆放在黄瓜凹槽中即成。

健康笔记

🔴 最为常见的沙拉，经过巧妙造型，做成竹子的形状，是此菜的最大亮点。竹子在春天破土而出、生长旺盛，象征着来年事业生活节节高升。这样寓意吉祥、充满创意的菜端上桌，一定会让全家心情愉悦、其乐融融。

🔴 此菜口感清爽，可作为餐前凉菜或餐后甜点食用。

金玉满堂

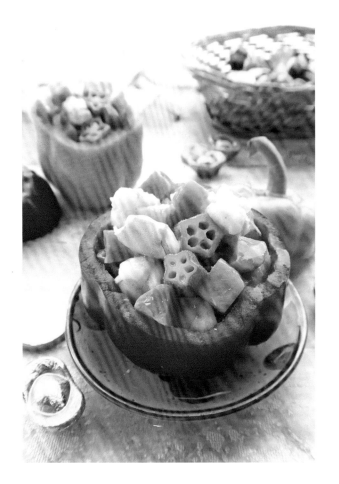

材料

虾仁200克，胡萝卜、芒果肉各100克，秋葵50克，彩椒适量。

调料

盐、胡椒粉、水淀粉各适量。

做法

1 将虾仁、胡萝卜、秋葵分别切成丁，焯熟；芒果肉切成丁；彩椒从1/4处横刀切开，去籽，洗净，作盛器。

2 锅中倒入油烧热，放入虾仁、胡萝卜、秋葵翻炒，加入盐、胡椒粉调味，勾芡后关火，拌入芒果丁，装入彩椒制成的盛器中。

健康笔记

● 此菜色彩艳丽，胡萝卜、芒果为金，虾仁、秋葵为玉，红彩椒喜庆红火，黄彩椒金贵富足，预示着来年富贵到家、幸福美满、吉祥如意。

● 多种蔬菜搭配化解了节日饮食的油腻，尤其适合需要控制血压、血脂、血糖者及肥胖人群食用。

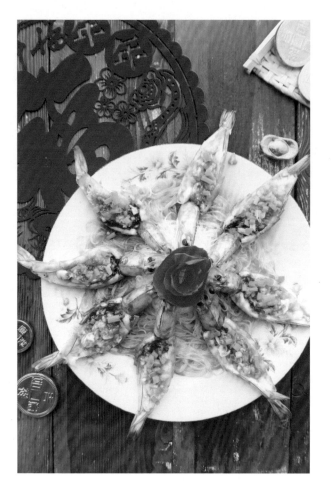

盛世开屏

材料

大虾8只或10只（双数为佳），粉丝50克，大蒜30克，香葱末适量。

调料

蒸鱼豉油适量。

做法

1 将大虾剪掉虾须，从背部切开，剔除虾线，洗净。

2 粉丝用温水泡软；大蒜剁成蒜蓉，一半用油炸焦，生熟蒜蓉混合备用。

3 蒸盘中用粉丝铺底，将大虾对称摆放整齐，蒜蓉放在虾肉上。

4 将蒸盘放入蒸锅，大火蒸制6分钟，取出整盘，淋上蒸鱼豉油，撒上香葱末，浇上热油爆出香味即成。

健康笔记

- 此菜仍以造型为最大看点。红彤彤的大虾、圆满盛开的造型，衬托出团圆美满、吉庆有余的节日气氛，最配年节聚餐时的餐桌。
- 大虾的数量以双数为佳，成双成对是幸福吉祥的象征。
- 虾可助阳气、益精气、补虚损、壮骨骼，冬季食用尤佳，在营养及口味上老少皆宜。

水晶汤圆

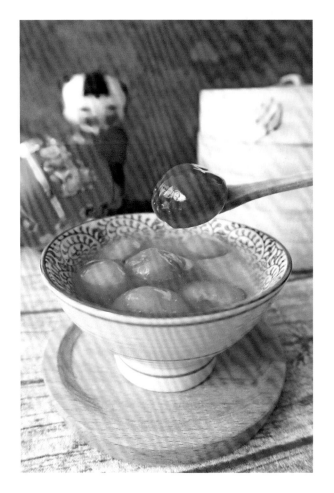

材料

木薯粉150克，紫薯400克，炼乳适量。

调料

白糖适量。

做法

1 紫薯蒸熟，捣成泥后加炼乳和白糖，混合成馅料，再制成每个8克重的小丸子备用。

2 将温开水慢慢倒入木薯粉中，和成面团，稍凉后再揉至光滑，静置20分钟。

3 把饧好的面团分成小剂，包入紫薯丸子，揉成汤圆生坯。

4 锅中倒入水煮沸，下入汤圆生坯，煮至呈透明色即可。

健康笔记

- 到了正月十五元宵节，北方人吃元宵，南方人吃汤圆，做法及口感上均有不同。如果想要新鲜感，不妨试试这道水晶汤圆，不同的色彩、特别的口感，一定会给家人带来全新的感受。

- 木薯粉、紫薯与传统的糯米粉相比，含糖量更低，也不会有黏滞感，更好消化，是比较健康的食材，尤宜糖尿病患者食用。

母亲节

母亲节（Mother's Day）一般在每年5月的第2个周日。它虽然是个外来节日，但感谢母亲的心非常容易被国人接受，所以，母亲节在年轻人中也是非常重要的节日了。

在这一天，人们常常会给母亲送上鲜花或一些小礼物。其实，这些都不如亲手给母亲做一道菜来得更体贴暖心。这里介绍的几道菜，无论从材料还是造型都格外用心，让母亲更年轻美丽、健康快乐，是每个儿女的共同愿望!

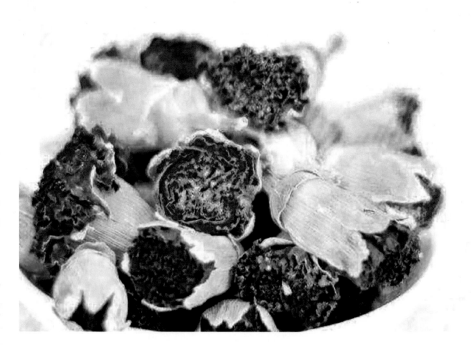

桃胶
蔓越莓羹

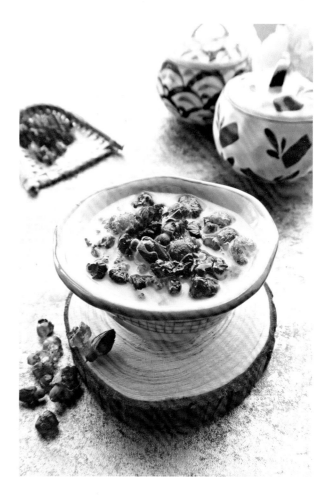

材料

桃胶、蔓越莓干各10克，干玫瑰花2克，牛奶、炼乳各适量。

调料

白糖适量。

做法

1 桃胶浸泡至少12小时，用清水洗去黑色杂质。

2 将桃胶放入锅中，加适量水，炖煮20分钟，放入干玫瑰花，继续煮10分钟后倒入汤碗。

3 放入蔓越莓干，加牛奶、炼乳和白糖，拌匀食用。微微冰镇口感更佳。

健康笔记

● 桃胶是桃树皮中分泌出来的树脂，有清血降脂、缓解压力和抗皱嫩肤的功效，最通津液，是女性美容的滋补材料。

● 干桃胶有点像琥珀，较硬，需泡水十余小时后才可泡发变软。

● 桃胶美容养颜，牛奶、炼乳补钙健骨，玫瑰花、蔓越莓解郁理气。把此羹送给妈妈，祝她常保年轻、健康、快乐。

玫瑰苹果挞

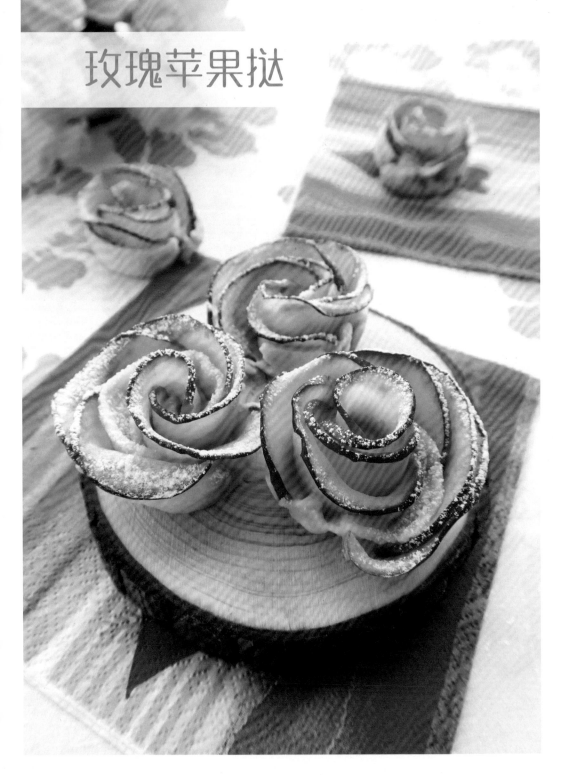

材料

低筋面粉100克，红苹果1个。

调料

黄油40克，砂糖10克，糖粉适量。

做法

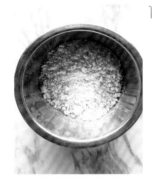

1 黄油切小块，室温软化之后加入砂糖和低筋面粉，搓成碎渣，加适量水揉成面团。

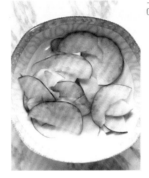

2 苹果切薄片，在开水中烫1分钟，沥水备用。

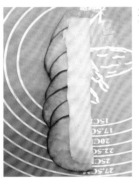

3 将苹果片按图所示，错位叠加码放，面团擀成长薄片，铺在苹果片上。

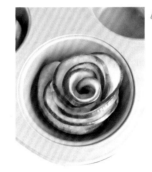

4 卷起呈玫瑰花造型，放入烤碗，置烤箱，设置180℃，烤制30分钟。出炉后撒适量糖粉即成。

健康笔记

- 这道小点心口感甜蜜，带着苹果的清香和爽脆，且没有油腻之感。
- 为了造型好看，苹果要选择个大、红皮的，切片前不要削皮。
- 用食物做成的花朵既好看，又美味，母亲节送给妈妈，祝她幸福平安，定会让她甜在嘴里，暖在心头。

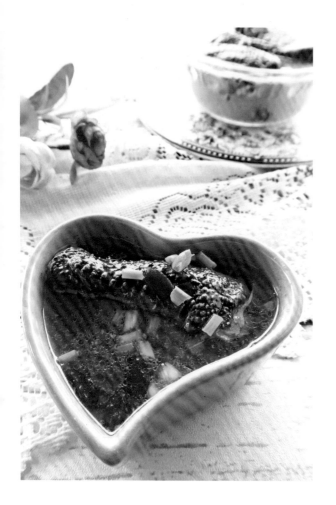

枸杞乌鸡汤

材料

乌鸡250克，枸杞子20克，葱段、姜片各适量，香葱末少许。

调料

料酒、盐各适量。

做法

1 乌鸡切块，焯烫后洗净。

2 乌鸡块放入冷水锅中，煮沸后撇去浮沫，放入葱段、姜片和料酒，改小火煮1小时。

3 拣去葱段、姜片，放入枸杞子和适量盐，继续煮10分钟，盛入汤碗，撒上香葱末即可食用。

健康笔记

- 乌鸡的皮、肉、骨俱黑，补肝肾、益气血的作用优于普通鸡肉，且对调理女性内分泌有益，尤宜更年期女性调养。

- 枸杞子可滋补肝肾、益精养血，是中老年人抗衰老、补精力的良药。

- 母亲节时，亲手做这道汤给妈妈，祝她青春不老、永远年轻、健康美丽，非常得宜。

儿童节

快乐的儿童节怎能离得开美食！聪明妈妈不妨多动动脑筋，用爱心和创意为宝宝打造一个充满趣味的食物乐园。大些的宝宝可以参与制作过程，还能起到开发智力、提高动手能力的作用，让儿童节过得更有意义。

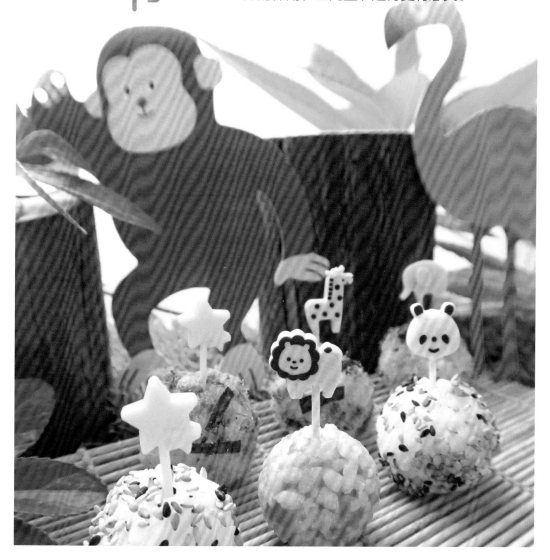

缤纷果饮

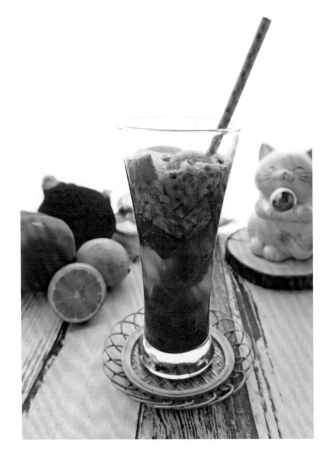

材料

火龙果、百香果、桃、柠檬各适量，雪碧300毫升。

做法

1. 火龙果、桃分别去外皮，切块；百香果挖取果肉；柠檬洗净，带皮切块。
2. 将各水果按照颜色搭配，依次摆入玻璃杯中，缓慢倒入雪碧，静止10分钟待水果味道析出后饮用。

健康笔记

- 水果单吃总是感到乏味，这时可以试试把各种不同的水果组合起来。
- 水果搭配最重要的是颜色和口感，色彩要鲜艳丰富，口感要酸甜适度，才能吸引孩子。
- 雪碧能增添清爽的口感，也能让果汁的颜色更加清透好看。
- 此饮微微冰镇后口感更佳。

动物饭团

材料

熟米饭150克，胡萝卜60克，烤海苔、黑芝麻、白芝麻、肉松各适量。

调料

白糖、盐各适量。

做法

1　将熟米饭抓散，分成3份；胡萝卜切小块煮软，放入搅拌机中打成泥；海苔剪成丝；黑芝麻和白芝麻混合后放入小盘中。

2　取1份熟米饭加入白糖抓匀，捏成甜饭团，再粘上芝麻。

3　取1份熟米饭加入胡萝卜和白糖抓匀，捏成甜饭团。

4　取1份熟米饭加入肉松和海苔丝抓匀，捏成咸饭团。

5　用卡通牙签装饰各饭团后码盘即成。

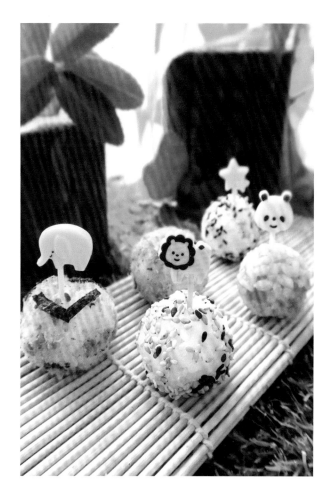

健康笔记

- 这是一道美味主食，米饭中混入多种材料，造型可随意变化，还能增强营养。

- 胡萝卜对养护视力非常有益，但很多孩子不爱吃，这样做可以让孩子更愿意接受，不再挑食。

- 此饭团有助于儿童视力及智力发育，养血效果好，并能畅通肠胃、消除积滞，促进成长。

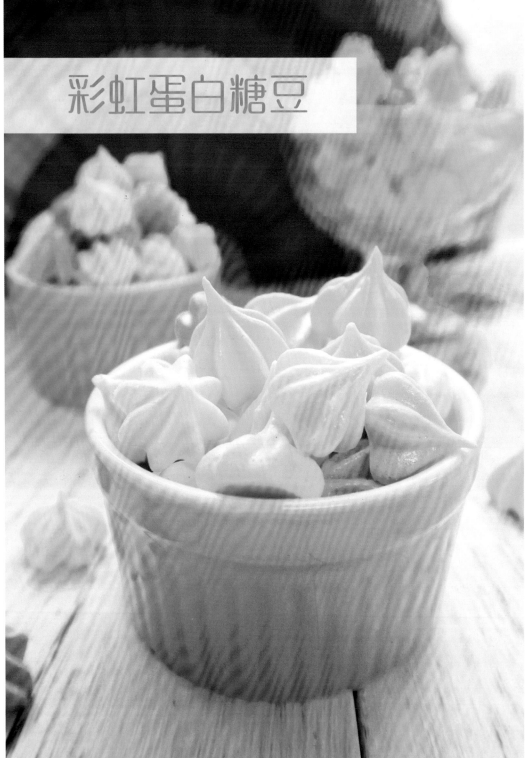

彩虹蛋白糖豆

材料

鸡蛋清60克，奶粉10克，玉米淀粉10克，柠檬汁几滴。

调料

砂糖50克，各颜色色素适量。

做法

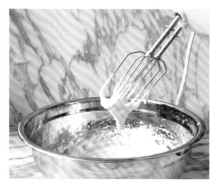

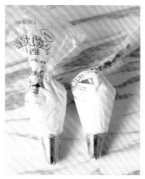

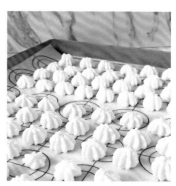

1 将鸡蛋清打入调理盆中，先放1/3砂糖，用电动打蛋器中速打起泡，再放入1/3砂糖，滴入柠檬汁，打到有纹路时，放入剩余砂糖，滴入色素，进行高速搅打，待打蛋头提起出现小弯钩时停止打发。

2 筛入奶粉和玉米淀粉，快速翻拌几下后装入裱花袋，在烤盘上挤出小花造型。

3 将烤盘放入经预热的烤箱，设置温度100℃，上下火，烘烤45分钟，出炉，散热后马上装袋密封保存。

健康笔记

- 孩子们都最爱糖果，儿童节亲自做些趣味糖果，是送给孩子最好的礼物。如能让孩子参与制作，一定能让他体会到更多快乐。
- 适当吃些糖果对孩子是有益的，一方面可以健脾胃，缓解饥饿感，及时补充能量，另一方面，对智力增长、情绪稳定也有一定的作用。
- 吃糖不可过度，以免影响正餐进食。超重、肥胖的孩子不宜多吃糖果。
- 家长应提醒孩子，吃糖后及时漱口，有龋齿的孩子尤应注意。

端午节

端午节在每年农历的五月初五。这一天，除了划龙舟、挂艾草、佩香囊等活动外，吃的特色也很鲜明。粽子无疑是端午节的第一主角，其他如咸鸭蛋、雄黄酒、五毒饼等，也是常见的节日饮食。由于农历五月初五被视为"毒月毒日"，正是春夏之交五毒横行、疫病多发之时，所以，端午节的饮食有一定的"防疫祛病"原则，以扶助正气、提高免疫力为主。

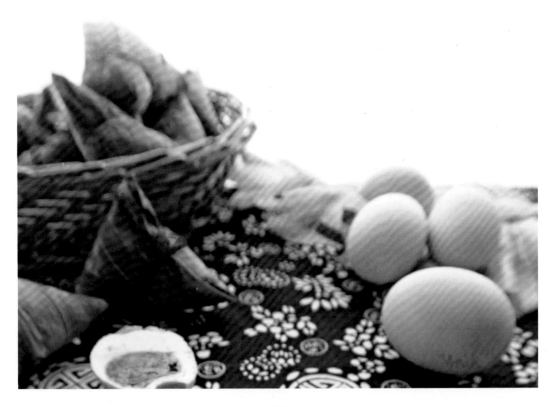

糯米甜粽

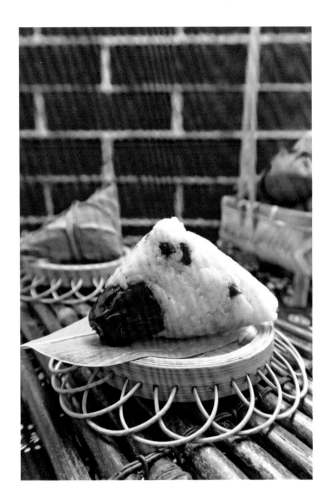

材料

糯米500克，蜜红豆、大枣各150克，粽子叶、棉线各适量。

调料

白糖适量。

做法

1 将糯米用冷水浸泡一夜；大枣、粽子叶分别洗净，浸泡于清水中。

2 将粽子叶卷出漏斗状，先放1个大枣，再放一层糯米，放入蜜红豆，最后放糯米填实，用棉线缠紧，制成粽子生坯。

3 将粽子生坯放入锅中，加水没过粽子，中火煮1小时即可。蘸白糖食用。

健康笔记

🌸 粽子有很多品种，口味有甜有咸，其中南北方都比较接受的就是糯米大枣粽。

🌸 香甜的糯米和大枣可健脾胃、养气血、扶正气，有助于提高人体抗病能力，非常适合在疫病流行的时节食用。

🌸 全家人一起动手，在家制作粽子，是文化的传承，是爱心的传递，吃起来也更香甜哦！

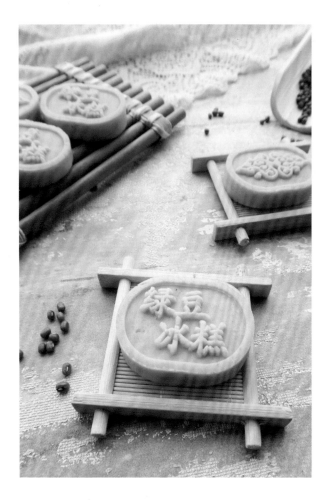

绿豆糕

材料

脱皮绿豆250克。

调料

黄油80克，细砂糖、麦芽糖各50克。

做法

1 脱皮绿豆用冷水浸泡一夜。

2 在笼屉中垫上纱布，放入脱皮绿豆，上蒸锅，大火蒸1小时后取出，捣成泥。

3 不粘锅上火烧热，放入黄油，待融化后倒入绿豆泥、细砂糖、麦芽糖，小火翻炒15分钟，盛出晾凉。

4 将绿豆沙填入模具，压制出带花型的绿豆冰糕。

健康笔记

● 绿豆清热解毒的效果很强，可降脂、降压、抗过敏、抗菌消炎、利尿消肿、消除湿热毒火、疮疖肿痛。

● 端午节吃绿豆糕，可起到提高免疫力、抗菌、祛邪的作用，对预防一些炎症、感染、流行性疾病均有益处。

● 脾胃虚寒滑泻者不宜多吃。

红油鸭蛋

材料

鸭蛋1000克。

调料

高度白酒、盐各适量。

做法

1 将鸭蛋清洗干净，晾干表面水分。

2 水、盐、高度白酒按重量比例10：2：1准备好。

3 锅中放入水和盐，煮至盐充分溶解，晾凉后倒入高度白酒搅匀，即成腌液。

4 选择能密封的广口容器，码入鸭蛋，倒入腌液，没过鸭蛋，加盖密封，放置阴凉通风处。春夏季腌制30天左右，秋冬50天左右。

5 取出鸭蛋，凉水上蒸锅，大火蒸制20分钟即成。

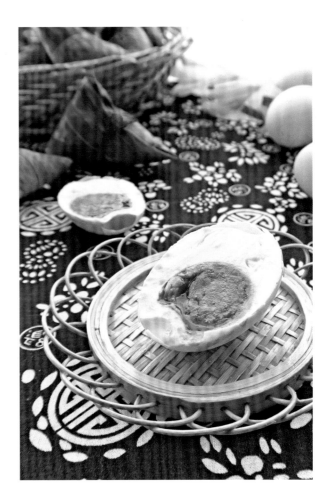

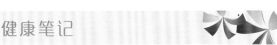

健康笔记

- 我国不少地方都有端午吃鸭蛋的传统，著名作家汪曾祺有一篇《端午的鸭蛋》，介绍的就是高邮地区端午节吃鸭蛋的习俗。

- 咸鸭蛋能滋阴养血、清肺润燥、止泻止痢、增强体质。在端午节食用，能补充足够的营养，增强人体的防病抗病能力，尤其对预防此时易发的呼吸道及肠道传染病有益。

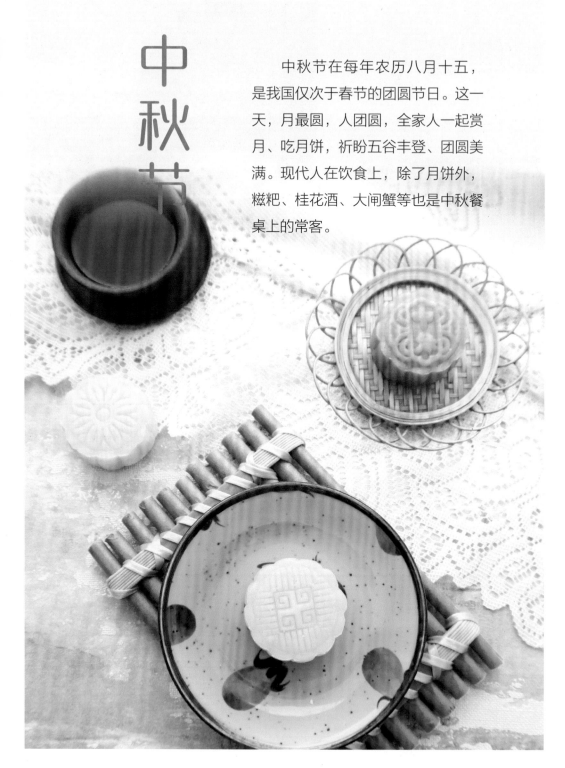

中秋节

中秋节在每年农历八月十五，是我国仅次于春节的团圆节日。这一天，月最圆，人团圆，全家人一起赏月、吃月饼，祈盼五谷丰登、团圆美满。现代人在饮食上，除了月饼外，糍粑、桂花酒、大闸蟹等也是中秋餐桌上的常客。

冰皮月饼

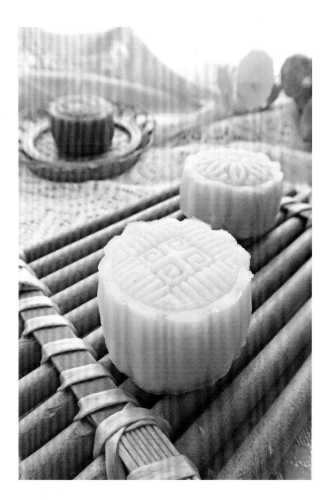

材料

糯米粉100克、米粉、澄粉各50克，牛奶300克，各式月饼馅料适量。

调料

糖粉50克，玉米油30克，色粉适量。

做法

1. 取大蒸碗，倒入牛奶、玉米油、糖粉搅拌均匀，放入糯米粉、米粉、澄粉和色粉搅拌均匀，静置30分钟备用。

2. 用保鲜膜封好碗口，放入蒸锅蒸30分钟，冷却后将凝结的面团揉至光滑，即成月饼冰皮。

3. 将月饼冰皮分成适量大小，包入月饼馅料，填入模具中，压制出带有各种图案的冰皮月饼。

健康笔记

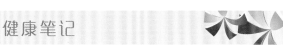

- 月饼是中秋节的标配。普通月饼见得太多了，何不自己动手，制作多彩的冰皮月饼呢！赏月时不是更增添情趣吗！

- 食用色粉是烘焙常用材料，可在超市或网络购买。

- 月饼馅料可根据喜好自行选择，蛋黄最应景，水果馅可减轻油腻感，最为健康。

- 月饼的含糖量普遍偏高，糖尿病患者要控制食用量。

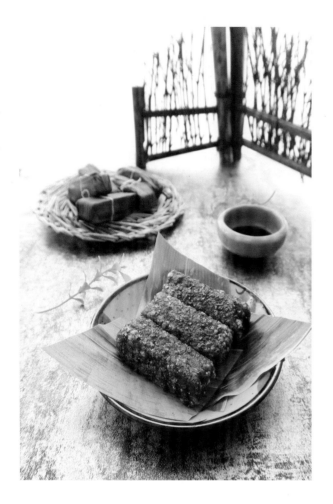

红糖糍粑

材料

糯米600克，鲜竹叶适量。

调料

红糖200克。

做法

1 将糯米浸泡一夜。

2 泡好的糯米上蒸锅，蒸制30分钟，倒入调理盆，趁热加入红糖，搅拌均匀即成红糖糍粑。

3 用鲜竹叶将红糖糍粑包成长方条，晾凉后放入冰箱冷藏定型。

4 取出糍粑，去掉竹叶，入油锅炸至金黄色，捞出，沥油后装盘即成。

健康笔记

● 中秋节吃糯米制作的糍粑是我国南方很多地区的传统。糍粑的黏结成团，喻示着全家和睦团结，而糍粑的香甜，喻示着生活甜蜜幸福。现代家庭很难舂糯米做糍粑了，做个改良的红糖糍粑更方便省事。

● 糯米比较黏滞，不易消化，脾胃消化功能不佳者一次不要吃太多。

蟹粉豆腐

材料

豆腐250克，蟹黄30克，香葱少许。

调料

盐、水淀粉各适量。

做法

1 将豆腐切成块，焯水去豆腥味；香葱择洗干净，切碎。

2 锅中倒入油烧热，放入蟹黄略炒，倒入豆腐块和适量水，改小火煮5分钟，加盐调味，勾芡后盛出，撒上香葱末即成。

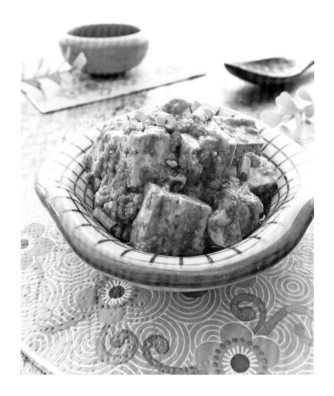

健康笔记

- 大闸蟹在中秋节前后最为鲜美，蟹黄最为丰厚，是近些年中秋节的餐桌明星。

- 蟹黄营养极为丰富，蛋白质、脂肪、矿物质含量均很高，其中，雌河蟹营养价值最高。搭配豆腐，可增强补益气血的作用。

- 蟹黄含油脂和胆固醇含量很高，冠心病、高血压、动脉硬化、高脂血症者不宜多吃。

重阳节

重阳节也叫老人节或敬老节，为每年农历九月初九。九九重阳，因为与"久久"同音，九在数字中是最大数，有最尊贵、长久、长寿的含意，且此时也是一年中收获的黄金季节，食物丰盛充沛，人的心情也欢愉安逸，一年的劳作都得到了回报。

这一天宜出游赏秋、登高远眺、观赏菊花，在饮食上，吃重阳糕、饮菊花酒是传统风俗。陪同老人一起参与这些活动，亲手制作美食孝亲，更能体现出尊老、敬老、爱老、助老的中华传统美德。

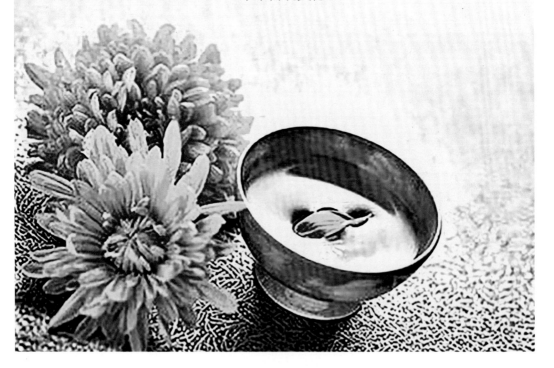

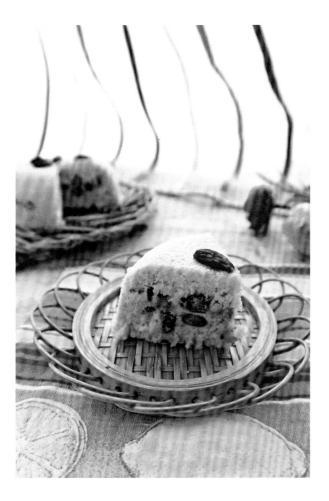

重阳糕

材料

米粉250克，糯米粉150克，蜜红豆、葡萄干各100克，枸杞子、猪油各少许。

调料

白糖80克。

做法

1 将米粉、糯米粉倒入盆中，加入白糖拌匀，少量多次加入清水，不停地用手搓成蓬松、潮湿的米粉。

2 把蜜红豆和葡萄干搅拌均匀，制成馅料；枸杞子用水泡软后沥水备用。

3 将蒸碗内壁抹少许猪油，填入米粉铺底，先放一层馅料，铺一薄层米粉，再放一层馅料，再铺一层米粉。

4 将蒸碗放入蒸锅中蒸制40分钟，取出，倒扣在盘上，脱去蒸碗，码上枸杞子即成。

健康笔记

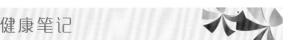

- 重阳糕也叫花糕、米糕，各地用料、做法不尽相同，但基本是以米粉、豆粉等加果料制成，香甜软糯，最宜老人食用。重阳节这天，子女亲手制作重阳糕给老人食用，是孝心的最佳体现。

- 重阳糕含糖量偏高，肥胖者及糖尿病患者不宜多吃。

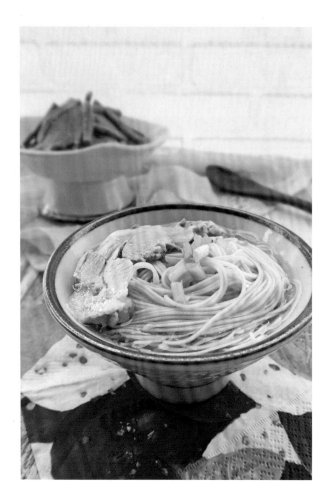

羊肉面

材料

羊肉500克，干切面250克，葱段、姜片各20克，香葱末适量。

调料

大料、花椒、盐各适量。

做法

1. 羊肉洗净，整块放入冷水锅中，煮沸后撇去浮沫，放入葱段、姜片、大料、花椒和适量盐，改小火炖煮1小时。

2. 捞出羊肉冷却后切片，滤出羊肉清汤备用。

3. 干切面入煮锅中，煮熟后盛入大汤碗，倒入羊肉清汤，码上羊肉片和香葱末即成。

健康笔记

- 在我国北方地区，重阳节有吃羊肉的习俗。"羊"与"阳"同音，暗合重阳之意，且此时羊肉最为肥美。羊肉一般配白面，"白"为"百"字去掉顶上的"一"，一百减一为九九，正和"九九"重阳之名。

- 羊肉性温热，能御风寒、补虚羸、壮腰膝、养气血，最宜秋冬季节补益。

- 阴虚内热及热病患者不宜多吃羊肉。

菊花酒

材料

白酒500克，干菊花100克，枸杞子20克。

调料

白糖80克。

做法

1 将干菊花洗净，用温水浸泡10分钟后捞出沥水。

2 将菊花、枸杞子和白糖放入能密封的广口瓶中，注入白酒，加盖密封好，放置阴凉通风处2个月左右即可饮用。

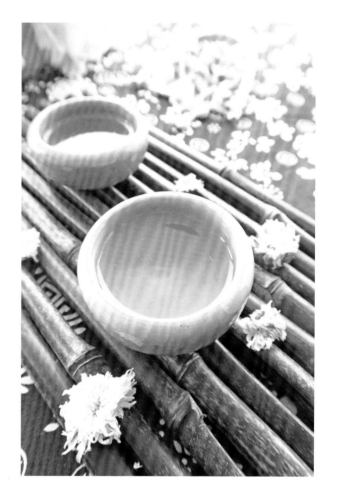

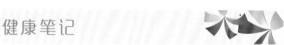

健康笔记

- 菊花酒也叫长寿酒，是重阳必饮、驱灾祈福的"吉祥酒"。

- 菊花疏风除热、清肝明目，枸杞子滋补肝肾、益精明目，白酒活血化瘀、畅通经脉。此酒有养肝补虚、明目健脑、活血止痛、延缓衰老等功效，老年人常饮可预防疾病、延年益寿。

- 饮酒不可过量，每日1~2小杯为宜。

图书在版编目（CIP）数据

让全家人五脏调和常保健康的饮食养护书 / 余瀛鳌，陈思燕编著 . —北京：中国中医药出版社，2018.4

（一家人的小食方丛书）

ISBN 978 – 7 – 5132 – 4711 – 5

Ⅰ . ①让…　Ⅱ . ①余…②陈…　Ⅲ . ①食物疗法 – 食谱

Ⅳ . ① R247.1 ② TS972.161

中国版本图书馆 CIP 数据核字（2017）第 311785 号

中国中医药出版社出版

北京市朝阳区北三环东路 28 号易亨大厦 16 层

邮政编码　100013

传真　010-64405750

山东临沂新华印刷物流集团有限责任公司印刷

各地新华书店经销

开本 710×1000　1/16　印张 13　字数 168 千字

2018 年 4 月第 1 版　2018 年 4 月第 1 次印刷

书号　ISBN 978 – 7 – 5132 – 4711 – 5

定价　48.00 元

网址　www.cptcm.com

社长热线　010-64405720

购书热线　010-89535836

维权打假　010-64405753

微信服务号　zgzyycbs

微商城网址　https：//kdt.im/LIdUGr

官方微博　http：//e.weibo.com/cptcm

天猫旗舰店网址　https：//zgzyycbs.tmall.com

如有印装质量问题请与本社出版部联系（010-64405510）